救急救命士　心肺停止前トレーニング

POT Basic ガイドブック

❶循環
❷呼吸
❸意識障害

救急振興財団救急救命東京研修所　教授

尾方　純一　著

ぱーそん書房

■ 序文にかえて
アスクレピオスの杖を以ってカドゥケウスを成す者

　米国運輸省幹線道路交通安全局が1973年に採用した救急車両のマークが「The Star of Life(生命の星)」だ(図A)。六芒星の枝には6つの職務が振り分けられているが、中央には1匹の蛇をまとった杖「Rod of Asclepius(アスクレピオスの杖)」が描かれる(図B-左)。ギリシャ神話が伝えるところによれば、アポロンの息子アスクレピオスは非凡な才能を発揮して、ついには死者をも蘇らせたという。生命の星は1997年に全米救命士登録制度へ譲渡され、現在は米国救命士スピリットの象徴として全米で使用される。彼が持ったと伝えられる杖は、まさに、病院前救護に携わる救急救命士の覚悟を表している。なにしろ、死者を蘇らせようというのだから。

The Star of Life
（生命の星）

① Early Detection（早期覚知）
② Early Reporting（早期通報）
③ Early Response（早期対応）
④ Good On-scene Care（適切な現場処置）
⑤ Care in Transit（搬送中手当）
⑥ Transfer to Definitive Care（適切な医療機関への搬送）

図A

　もともと、アスクレピオスの杖は「医学」のシンボルである(図B-左)。世界保健機関(WHO)、全米医学協会、米空軍医療部隊など、アスクレピオスの杖を徽章やロゴのモチーフとする医療団体は数多い。

　一方、米国の医療機関では、2匹の蛇と羽のついた杖「Caduceus(カドゥケウス)」をシンボルにしている場合がある(図B-右)。例えば、米陸軍医療部隊は徽章にカドゥケウスを採用している。アポロンの弟ヘルメスが持つカドゥケウスは神々の伝令と交渉役の証だが、転じて交渉と商業、旅行の象徴となった。本邦でも、一橋大学の校章にはカドゥケウスが使用されている。医療カドゥケウスは、搬送や情報伝達を含む医療搬送・情報システムの象徴である。

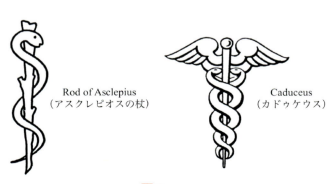

Rod of Asclepius（アスクレピオスの杖）　　Caduceus（カドゥケウス）

図B

ならば、アスクレピオスの杖とカドゥケウスは、共に救急救命士にこそふさわしい。現在、救急救命士は多くの医療行為を救急現場で行う。その一方で、迅速な搬送および適切な情報伝達を行うことは医療行為に等しく重要だ。すなわち、救急救命士こそアスクレピオスの杖を以ってカドゥケウスを成す者である。

　アスクレピオスの偉大な系譜は、アスクレピオスの娘で薬学の象徴ヒュギエイア、癒しの象徴パナケイア、そしてその末裔ヒポクラテスへと続く。そのアスクレピオスに教育を授けたのは、半人半馬のケンタウロス、賢者ケイローンである。救急救命士もまた、アスクレピオスの杖とカドゥケウスを共に授けられた高度なハイブリッドだ。ならば、ケイローンとなって未来の救急救命士の系譜を支えるのもまた、救急救命士ということになるだろう。このガイドブックがその一助になれば幸いである。

平成 29 年 11 月吉日

尾方　純一

■目次■

1 POT — 1
- 1-1 POT(Paramedic Orbital Training) の名称…1
- 1-2 POT の種類…1
- 1-3 POT が扱う疾患…1
- 1-4 POT の目的…1
- 1-5 救急救命士の生涯教育・再教育…3

2 POT Basic — 5
- 2-1 POT Basic の概要…5
- 2-2 POT Basic の受講者…6
- 2-3 POT Basic の主催者…6

3 POT Basic 開催の準備 — 7
- 3-1 POT Basic のコア・アーキテクチャー (基本設計)…7
- 3-2 スキャホールディング…7
- 3-3 スキャホールディング 1. 難度—やさしい…8
- 3-4 スキャホールディング 2. 難度—中程度…11
- 3-5 スキャホールディング 3. 難度—難しい…14
- 3-6 POT Basic の開催形態…17
- 3-7 POT Basic の教育技法…19
- 3-8 POT Basic の開催時間…20
- 3-9 POT Basic で使用するシナリオ…21
- 3-10 POT Basic の認定…21
- 3-11 POT Basic に必要な視点…21

4 POT Basic で使用する定義 — 24
- 4-1 「気づき (認知)」を与える指標としての定義…24
- 4-2 ハイリスク傷病者…24
- 4-3 ハイリスク症候 (症状)…25
- 4-4 内因性ロード＆ゴー…26
- 4-5 緊急安静搬送 (Hurry,But Gently)…27
- 4-6 輸液プロトコルの適応…28
- 4-7 ブドウ糖投与プロトコルの適応…28

5 POT Basic で使用するアルゴリズム — 29
- 5-1 PEMEC および PCEC/PSLS 標準アルゴリズム…29
- 5-2 PEMEC 標準アルゴリズム…29
- 5-3 PCEC 標準アルゴリズム…34
- 5-4 PSLS 標準アルゴリズム…37

6 POT Basic 1　循環 — 40
- 6-1 POT Basic 1 のスキャホールディングとコンピテンシー…40
- 6-2 POT Basic 1 で使用するシナリオ…41
- 6-3 POT Basic 1 で使用するプロトコル…41
- 6-4 POT Basic 1 ではショックおよび急性心筋梗塞に関する事前学習が必要…41

1. ショック　42
1. ショックの定義…42　2. ショックの分類…42　3. ショックの原因と現症・身体所見…43　4. ショックの随伴症候…44　5. ショックの病態が判断できない場合…44　6. 心原性ショックか、それとも非心原性ショックか？…45　7. 心原性ショックは 4 種類ある…45　8. フォレスター分類…46　9. フォレスター分類Ⅰ群の治療…47　10. フォレスター分類Ⅱ群の治療…47　11. フォレスター分類Ⅲ群の治療…48　12. フォレスター分類Ⅳ群の治療…48　13. 救急現場におけるフォレスター分類の意味…49　14. 代替フォレスター分類と身体所見…49　15. 代替フォレスター分類Ⅰ群に分類されるショック…50　16. 代替フォレスター

分類III群に分類されるショック…50　　17．代替フォレスター分類IV群に分類されるショック…50　　18．2つの身体所見から、ショックに必要な処置が判断できる…51　　19．外頸静脈怒張は適切な処置の根拠となるか？…52　　20．キリップ分類による心不全の判断…52　　21．不整脈による心不全…53

2. 急性冠症候群 (ACS)　55

1．急性冠症候群 (ACS) の定義…55　　2．急性冠症候群 (ACS) の特徴…55　　3．ST上昇型心筋梗塞 (STEMI) における心電図変化…56　　4．急性冠症候群の ST 変化は見逃す場合が多い…59　　5．前壁梗塞を捉えるための工夫…59　　6．ST 上昇の経時的変化とマーカー…60　　7．急性心筋梗塞の症候と身体所見…61　　8．急性心筋梗塞の合併症…61　　9．急性心筋梗塞における心音の異常…62

3. POT Basic 1 の症例　64

1．正常な循環…64　　2．シナリオ⑳胃十二指腸潰瘍による下血…65　　3．シナリオ②急性心筋梗塞 (左冠動脈) 前下行枝心筋梗塞…69　　4．シナリオ④急性心筋梗塞 (右冠動脈) 右心不全…72　　5．シナリオ①急性心筋梗塞 (左冠動脈) 両心不全…75

7　POT Basic 2　　呼吸　　　　　　　　　　　　　　　　　　　　　　　81

7-1　POT Basic 2 のスキャホールディングとコンピテンシー…81
7-2　POT Basic 2 で使用するシナリオ…82
7-3　POT Basic 2 で使用するプロトコル…82
7-4　POT Basic 2 では異常呼吸音およびガス交換障害に関する事前学習が必要…82

1. 呼吸音と病態　83

1．主な聴診部位と目的…83　　2．フローボリューム曲線と異常呼吸音…83　　3．聴診部位と異常呼吸音の特徴…84　　4．肺のガス交換障害…85　　5．主な呼吸器疾患とガス交換異常…87　　6．I型呼吸不全とII型呼吸不全…89　　7．呼吸器疾患で生じる症候…89

2. POT Basic 2 の症例　90

1．シナリオ⑱肺炎…90　　2．シナリオ⑬喘息…91　　3．シナリオ⑭慢性閉塞性肺疾患 (COPD)…97　　4．シナリオ⑮気胸…101　　5．シナリオ⑰緊張性気胸…104　　6．シナリオ⑲肺血栓塞栓症…108　　7．シナリオ⑯窒息 (上気道異物)…112

8　POT Basic 3　　意識障害　　　　　　　　　　　　　　　　　　　　　117

8-1　POT Basic 3 のスキャホールディングとコンピテンシー…117
8-2　POT Basic 3 で使用するシナリオ…118
8-3　POT Basic 3 で使用するプロトコル…118
8-4　POT Basic 3 では意識障害を生じる疾患に関する事前学習が必要…118

1. 意識障害の原因　119

1．一次性脳病変と二次性脳病変…119　　2．二次性脳病変の原因は多彩…121　　3．脳卒中もどき…121　　4．意識障害における循環動態…123　　5．脳卒中…123　　6．脳梗塞 (虚血性脳卒中)…126　　7．脳出血…127

2. POT Basic 3 の症例　129

・意識レベルの確認…129　　・意識障害の評価が困難な場合…131
1．シナリオ⑪脳梗塞…132　　2．シナリオ⑩脳出血…137　　3．シナリオ⑫脳ヘルニア…140　　4．シナリオ⑨くも膜下出血…145　　5．シナリオ⑧髄膜炎…150　　6．シナリオ㉓糖尿病性ケトアシドーシス…156　　7．シナリオ㉔高浸透圧高血糖症候群…162　　8．シナリオ㉕低血糖発作…166　　9．一次性脳病変と二次性脳病変、糖尿病性意識障害の特徴…170

9　POT Basic ネームカード　　　　　　　　　　　　　　　　　　　　　173

1 POT

1-1 POT(Paramedic Orbital Training) の名称

POT(Paramedic Orbital Training) は、救急救命士を対象に行われるシミュレーショントレーニングです。POT の名称のうち、"orbital training" は、そのまま訳せば「環状訓練」または「軌道訓練」といった意味になります。環状道路や地球周回軌道の如く、繰り返して、または定期的に受講することによって、適切な評価および判断・処置を行うためのコンピテンシー[注1]が形成されることを願って命名しました。加えて、"orbital" には「救急救命士の資質をより高い軌道に乗せる」という期待が込められています。救急救命士の資質を向上させるための手段として、また生涯学習・再教育プログラムの1つとして、POT を活用してください。

> **注1 コンピテンシー**
> 専門職従事者が学習・訓練によって獲得した業務遂行能力のうち、客観的な評価が可能な、優れた特性のこと。ここには知識、技術だけでなく、倫理観や態度も含まれる。企業における人事評価では、業績優秀者の行動様式や特性を指す場合が多い。医療分野では、熟練した医療従事者が、よりよい結果(予後)をもたらすために行う一連の判断や処置・治療をいう。

1-2 POT の種類

POT には、救急救命士国家資格取得後およそ5年目までを対象とした POT Basic と、10年目まで、あるいは指導救命士を対象とした POT ファシリテーターの2種類があります。このテキストは POT Basic を受講する救急救命士、および POT Basic を開催する主催者(インストラクターまたはプロバイダー)を対象としています。

1-3 POT が扱う疾患

POT が扱うのは(内因性)疾病傷病者です。心肺停止傷病者や外傷傷病者は含まれません。ですから、POT は「心肺停止前トレーニング」とも呼ばれています。POT は、救急現場で遭遇することが多い(内因性)疾病を中心に、11分野(疾患大分類)、34病態(疾患中分類)、41疾病(疾患小分類)に分類されており、POT シナリオは合計41疾病(疾患小分類)あります(表1)。

1-4 POT の目的

POT の目的は(内因性)疾病傷病者の「防ぎ得た死亡と後遺症」を防ぐことです。POT では、救急現場活動(病院前医療)における評価および判断・処置に重点が置かれており、急性冠症候群(acute coronary syndrome ; ACS)や呼吸器疾患、意識障害、脳卒中など、重篤な病態を呈する傷病者に対する適切な病院前医療を提供するためのコンピテンシー形成を目標にしています。コンピテンシーの形成過程において、傷病者が呈する身体所見やバイタルサインなどの症候・症

表1　POTシナリオ

疾患分類（大分類）	疾患分類（中分類）	疾患分類（小分類）
1. 循環器疾患	1-1. 急性心筋梗塞（左冠動脈）	1-1-1. 左心不全①
		1-1-2. 前下行枝心筋梗塞②
		1-1-3. 前下行枝心筋梗塞による心室中隔穿孔③
	1-2. 急性心筋梗塞（右冠動脈）	1-2-1. 右心不全④
		1-2-2. 乳頭筋断裂による僧帽弁閉鎖不全症⑤
	1-3. 弁膜症	1-3-1. 僧帽弁閉鎖不全症⑥
	1-4. 大動脈解離	1-4-1. 心タンポナーデ⑦
2. 脳疾患	2-1. 感染	2-1-1. 髄膜炎⑧
	2-2. 出血	2-2-1. くも膜下出血⑨
	2-3. 脳卒中	2-3-1. 脳出血⑩
		2-3-2. 脳梗塞⑪
	2-4. 脳ヘルニア	⑫
3. 呼吸器疾患	3-1. 喘息	⑬
	3-2. 慢性閉塞性肺疾患	⑭
	3-3. 気胸	⑮
	3-4. 窒息（上気道異物）	⑯
	3-5. 緊張性気胸	⑰
	3-6. 肺炎	⑱
	3-7. 肺血栓塞栓症	⑲
4. 消化器疾患	4-1. 消化管出血	4-1-1. 出血性ショック⑳
	4-2. 腹膜炎	4-2-1. 敗血症性ショック㉑
	4-3. 急性膵炎	4-3-1. 敗血症性ショック㉒
5. 代謝性疾患	5-1. 糖尿病	5-1-1. 高血糖1. 糖尿病性ケトアシドーシス㉓
		5-1-2. 高血糖2. 高浸透圧高血糖症候群㉔
		5-1-3. 低血糖発作㉕
6. 内分泌疾患	6-1. 甲状腺	6-1-1. 甲状腺機能亢進症（バセドウ病）㉖
	6-2. 副腎	6-2-1. 副腎皮質機能低下症（急性副腎不全）㉗
7. 腎疾患	7-1. 腎結石	㉘
	7-2. 腎不全	7-2-1. 腎性心不全、肺水腫㉙
		7-2-2. 腎性高カリウム血症㉚
	7-3. 急性腎炎	7-3-1. 急性腎不全㉛
8. 心電図	8-1. 頻脈性不整脈	㉜
	8-2. 徐脈性不整脈	㉝
	8-3. 致死性不整脈	㉞
9. 外因	9-1. 偶発性低体温症	㉟
	9-2. 熱中症	㊱
	9-3. アナフィラキシー	㊲
	9-4. 神経原性ショック（脊髄損傷）	㊳
10. 小児	10-1. 溺水	㊴
11. 産科	11-1. 墜落分娩	㊵
	11-2. 常位胎盤早期剥離	㊶

状に対する洞察が深まり、疾病・疾患の病態理解が促進されます。POTによって評価に基づく適切な判断・処置が可能となり、ひいては、適切な病院前医療が期待できます。この「適切な病院前医療」には、(内因性)疾病傷病者に対する緊急度・重症度判断および特定行為、医療機関選定も含まれます。POTでは、判断・処置を行う際の指標および目標・ゴールが明確に定められているため、救急救命士であればいつでも・誰でも、同じ判断・処置を行うことができます。すなわちPOTは、いつでも・誰でも再現可能な"POST(Prehospital Objective-Structured Training；病院前客観的訓練)"であり、救急救命士および病院前医療全体の質の向上を通じて(内因性)疾病傷病者の予後を改善するための試みといえます。POTにおける具体的な指標および目標・ゴールはPEMEC(注2)、PCEC(注3)/PSLS(注4)などの病院前標準医療に準拠しており、特にPOT Basicでは、これら標準アルゴリズムの基礎も併せて学習します。

> **注2** PEMEC
> Prehospital Emergency Medical Evaluation and Care. 救急隊員による疾病の観察・処置の標準化. 日本臨床救急医学会PEMEC小委員会(編), PEMECガイドブック2017. へるす出版, 2017.
>
> **注3** PCEC
> Prehospital Coma Evaluation and Care. 救急隊員による意識障害の観察・処置の標準化. 日本臨床救急医学会PCEC・PSLS改訂小委員会(編), PCECガイドブック2016. 改訂第2版, へるす出版, 2015.
>
> **注4** PSLS
> Prehospital Stroke Life Support. 救急隊員による脳卒中の観察・処置の標準化. 日本臨床救急医学会PCEC・PSLS改訂小委員会(編), PSLSガイドブック2015. 改訂第3版, へるす出版, 2015.

1-5 救急救命士の生涯学習・再教育

消防庁は「平成25年度 救急業務に携わる職員の生涯教育のあり方に関する作業部会委員」の報告を受けて「救急業務に携わる職員の生涯教育の指針Ver1(生涯教育の指針)」を作成・公表しました(注5)。ここには、病院選定のための判断能力として救急救命士が必ず理解すべき13病態・疾患が示されています(表2)。POTシナリオはこのほとんどを含んでおり、生涯教育の指針に沿った生涯教育・再教育プログラムの1つとして利用できます(表2)。生涯教育の指針では、指導救命士の養成に必要な教育についても具体的に記載されており、指導救命士養成のためのトレーニングとしてPOTを活用することもできます。生涯教育の指針に示された13病態・疾患と対応するPOTシナリオを表2に示します。また、平成26年から開始された心肺停止前の特定行為(処置拡大)は既にPOTシナリオに含まれているため、トレーニングを通じて緊急度・重症度判断に基づく心肺停止前の特定行為(静脈路確保輸液プロトコルおよびブドウ糖投与プロトコル)の適応が判断できます。

> **注5** 救急業務に携わる職員の生涯教育の指針Ver1. 平成25年度救急業務に携わる職員の生涯教育のあり方に関する作業部会委員(編), 消防庁, 2013 (https://www.fdma.go.jp/neuter/about/shingi_kento/h25/kyukyu_arikata/pdf/shishin.pdf).

表2　生涯教育の指針に示された13病態・疾患(左)と対応するPOTシナリオ(右)

主な目的	疾患・分野	症候・病態・疾病	対応するPOTシナリオ
病院選定のための判断能力	急性冠症候群	心不全 心電図異常	1. 心疾患 ①〜⑦ 7. 腎疾患 ㉘〜㉛ 8. 心電図 ㉜〜㉞
	脳卒中	巣症状 脳圧亢進症状 髄膜刺激症状	2. 脳疾患 ⑧〜⑫
	致死的喘息	気管支狭窄 肺胞流入不全	3. 呼吸器疾患 ⑬
	急性腹症	腹膜刺激症状	4. 消化器疾患 ⑳〜㉒
	アナフィラキシー	浮腫 気管支狭窄 循環虚脱 蕁麻疹	9. 外因 ㊲
	低体温		9. 外因 ㉟
	溺水		10. 小児 ㊴
	電撃・熱傷		―
	中毒		―
	小児科救急		10. 小児 ㊴
	痙攣		―
	産婦人科救急	分娩 その他産婦人科救急	11. 産科 ㊵㊶
	外傷	フレイルチェスト 皮下気腫 脊髄損傷 閉塞性ショック	POTでは扱わない JPTECを参照

(左は救急業務に携わる職員の生涯教育の指針 Ver1.から引用,一部改変)

2 POT Basic

2-1 POT Basic の概要

　POT Basic の対象は、救急救命士国家資格取得後およそ 5 年目までの救急救命士です。POT Basic の目標は、適切な病院前医療を提供するためのコンピテンシーを形成することにあります。POT Basic で主に扱うのは (内因性) 疾病傷病者であり、心肺停止傷病者や外傷傷病者は含まれていません。POT Basic は、循環 (POT Basic1)、呼吸 (POT Basic2)、意識障害 (POT Basic3) の 3 章に分かれており、救急救命士として理解しておくべき基本的な症候・病態を扱います。したがって、POT Basic で使用するのは POT シナリオの一部のみです (表 3)。表 3 に、POT Basic で使用する POT シナリオを示します。

表 3　POT Basic で使用する POT シナリオ

疾患分類 (大分類)	疾患分類 (中分類)	疾患分類 (小分類)
POT Basic 1 循環器疾患	1-1. 急性心筋梗塞 (左冠状動脈)	1-1-1. 左心不全①
		1-1-2. 前下行枝心筋梗塞②
	1-2. 急性心筋梗塞 (右冠状動脈)	1-2-1. 右心不全④
POT Basic 2 呼吸器疾患	3-1. 喘息	⑬
	3-2. 慢性閉塞性肺疾患	⑭
	3-3. 気胸	⑮
	3-4. 窒息 (上気道閉塞)	⑯
	3-5. 緊張性気胸	⑰
	3-6. 肺炎	⑱
	3-7. 肺血栓塞栓	⑲
POT Basic 3 意識障害	2-1. 感染	2-1-1. 髄膜炎⑧
	2-2. 出血	2-2-1. くも膜下出血⑨
	2-3. 脳卒中	2-3-1. 脳出血⑩
		2-3-2. 脳梗塞⑪
	2-4. 脳ヘルニア	⑫
	5-1. 糖尿病	5-1-1. 高血糖1. 糖尿病性ケトアシドーシス㉓
		5-1-2. 高血糖2. 高浸透圧高血糖症候群㉔
		5-1-3. 低血糖発作㉕

2-2 POT Basic の受講者

　POT Basic は、救急救命士国家資格取得後およそ 5 年目までの救急救命士を対象に、病院前医療の基本的なコンピテンシー形成を図るためのプログラムです。POT Basic は生涯教育の指針に準拠しており、生涯教育・再教育プログラムの 1 つとして利用できます (表 2)。巻末に POT Basic 受講者のためのネームカードを付記していますのでご活用ください。

2-3 POT Basic の主催者

　POT Basic を開催する主催者 (インストラクター) は、医師あるいは指導救命士が適任です。また、POT Basic 1 〜 3 の受講が終了した受講修了者は、POT プロバイダーとして POT を主催できます。トレーニングのコア・アーキテクチャー (基本設計) 以外の部分、例えば受講者の職種 (救急隊員または救急救命士、そのほか医療従事者)、トレーニングで実際に使用する章 (POT Basic 1 〜 3 のどれを行うか)、シナリオ難度とその組み合わせ (どのシナリオを使用するか)、開催時間などは、主催者 (インストラクターまたはプロバイダー) の判断に委ねられます。巻末に POT Basic 主催者のためのネームカードを付記していますのでご活用ください。

3 POT Basic 開催の準備

3-1　POT Basic のコア・アーキテクチャー (基本設計)

　POT Basic を開催するにあたり、主催者 (インストラクターまたはプロバイダー) は、受講者の現場経験を考慮したうえで、あらかじめ、①スキャホールディング[注6]、②開催形態、③教育技法、を決定してください。①〜③を POT Basic のコア・アーキテクチャー (基本設計) と呼びます。①スキャホールディングは POT Basic の難度を決定するための重要な要素であり、受講者のコンピテンシー形成に重大な影響を与えます。①スキャホールディングを設定すれば、②開催形態および③教育技法の決定は比較的容易です。経験年数によって①スキャホールディングや③教育技法が制限される場合や、②開催形態によって③教育技法が制限される場合もあります。①〜③の相互作用を考慮したうえで、POT Basic の基本設計を行ってください。

> **注6** スキャホールディング (Scaffolding)
> 足がかり・足場づくりという意味の教育用語。より有能な他者が、学習の目的と質を方向づける過程をいいます。ウッドら (Wood et al. 1976) は、その機能を次のようにまとめています。
> 1. 課題への興味を喚起する
> 2. 課題を適度にやさしくする
> 3. 課題の達成過程を維持する
> 4. 行った行為と、よい解決法との違いを明確化する
> 5. 問題解決過程のフラストレーションをコントロールする
> 6. 期待されるよい行動 (よい解決方法) のモデルを提示する

3-2　スキャホールディング

　主催者 (インストラクターまたはプロバイダー) は、POT Basic を受講する救急救命士の現場経験を考慮したうえで、あらかじめ①スキャホールディング[注6]を設定します。スキャホールディングとは、いわばインストラクショナルデザインそのものであり、よりよいコンピテンシーを形成するために整備すべき、トレーニングプログラムの一連の過程と理解されます。POT Basic における受講者のコンピテンシー形成は、スキャホールディングをどこに設定するか (POT Basic の難度) によって大きな影響を受けます。POT Basic において考慮すべきスキャホールディングの概要と主なコンピテンシーを表4に示します。POT Basic 主催者は、表4を参考にして難度と目標をそれぞれ決定してください。

　具体的なスキャホールディングの設定には、PEMEC あるいは PCEC/PSLS 標準アルゴリズムを使用します。実際のトレーニングも、このアルゴリズムに従って行います (29 頁第 5 章)。PEMEC および PCEC/PSLS の詳細は、ガイドブックを参照してください[注2)-4)]。ここでは、主に POT Basic1、2 で使用する PEMEC アルゴリズムを例に、スキャホールディングを図1〜3に、目標とするコンピテンシーとその目安を表5〜7に示します。

表4　POT Basic において考慮すべきスキャホールディングの概要と主なコンピテンシー

スキャホールディング	主なコンピテンシー
1. 現場でよく遭遇する病態・症候でシナリオを作成する 2. 経験年数に応じてトレーニングの難度を設定する 3. トレーニングのコンピテンシーを明確に定める 4. 適切な判断・処置を明確な指標で示す 5. 適切なタイミングでトレーニングに介入して方向性を示す 6. 実行可能で最良のコンピテンシーを具体的に提示する	1. 状況評価におけるハイリスク傷病者、またはハイリスク症候（症状）の判断 2. 初期評価における内因性ロード＆ゴーの判断と処置 3. バイタルサインにおける内因性ロード＆ゴーの判断と処置 4. 症候別緊急度分類における内因性ロード＆ゴーの判断と処置 5. 緊急度・重症度判断と処置 6. 搬送医療機関の決定 7. 車内収容およびファーストコールのタイミング 8. 輸液プロトコル、またはブドウ糖投与プロトコルの判断と処置 9. 適切な車内活動とセカンドコールのタイミング

3-3　スキャホールディング1．難度 ― やさしい

　スキャホールディング1は容易で、救急救命士以外にも、救急隊員向け(あるいは、そのほかの医療従事者)のトレーニングとして利用することができます。図1にスキャホールディング1のトレーニング概要を示します。使用するアルゴリズムはStep1・2および6・7です。表5にスキャホールディング1におけるコンピテンシーとその目安を示します。

受講者

　Step1(状況評価)において「ハイリスク傷病者(24頁表11)」および「ハイリスク症候(症状)(25頁表12)」を判断して、内因性ロード＆ゴーの可能性を確認します。併せて、安全・携行資器材の確認を行います。

　Step2(初期評価)において内因性ロード＆ゴー(26頁表13)の適応と判断した場合は、内因性ロード＆ゴーを宣言して必要な救急処置(表13)を行い、それ以降のStep(Step3)はいったん中断・省略してStep6へ移行します。Step2において内因性ロード＆ゴーの適応ではないと判断した場合はStep3へ移行しますが、スキャホールディング1ではStep3〜5の活動内容は問いません。Step3〜5を省略してもかまいません。

　傷病者にJCS Ⅱ桁以上の意識障害を認める場合、または傷病者に脳卒中を疑う場合は、初期評価において必ずD(神経症状)の異常＝脳ヘルニア徴候(26頁表14)の有無を確認してください。脳ヘルニア徴候としてのDの異常(表14)は定義が具体的であり、実際の救急現場で遭遇する可能性があります。Dの異常(脳ヘルニア徴候)を認める場合は、内因性ロード＆ゴーを宣言して必要な救急処置(表13)を行い、それ以降のStep(Step3)はいったん中断・省略してStep6へ移行します。

　Step6(評価・ファーストコール・特定行為)では、直ちに三次医療機関あるいは救命救急センターへファーストコールを行い、傷病者を車内収容して医療機関へ向けて現発します。輸液プロトコル(28頁図4)、またはブドウ糖投与プロトコル(28頁図5)の適応があると判断した場合は、併せて指示要請を行います。意識障害/脳卒中の可能性が高いと判断した場合はPCEC/PSLSアルゴリズム(34頁図7、37頁図9)を適応します。

　Step7(車内活動)では、必要となる救急処置を行います。輸液プロトコル、またはブドウ糖投与プロトコルの指示要請を行った場合は車内で処置を行います。Step2で内因性ロード＆ゴーを宣言したため、それ以降のStep(Step3)を中断・省略した場合は、Step3を車内で行って病態理解を深め、Step4で包括的な判断を行う努力を継続します。また、症状や症候に基づいて継続観察を行い、症状や症候が変化した場合は必要に応じてStep2〜5を改めて行ってください。必要に応じてセカンドコールを行います。

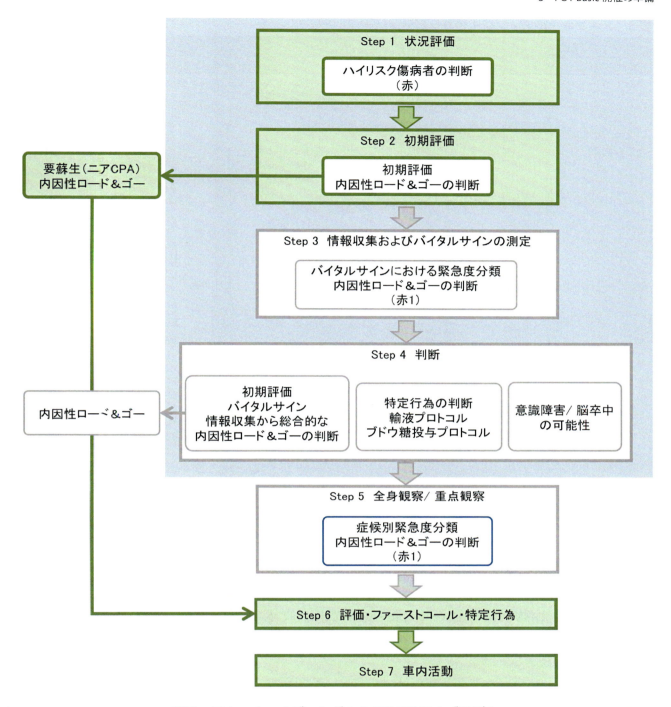

図1 スキャホールディング1のPEMECアルゴリズム
(PEMECガイドブック2017. p14, へるす出版, 東京, 2017より引用, 一部改変)

表5 スキャホールディング1のコンピテンシー

PEMECアルゴリズム	コンピテンシー	具体的な目安	
Step 1 状況評価	1. ハイリスク傷病者の判断 2. ハイリスク症候（症状）の判断	1. 内因性ロード＆ゴーの可能性を確認 2. 安全、および携行資器材の確認	
Step 2 初期評価	1. 内因性ロード＆ゴーの判断 2. 必要となる救急処置を行う	内因性ロード＆ゴーと判断した場合 1. 内因性ロード＆ゴーを宣言 2. 必要となる救急処置を行う 3. Step 6へ移行	内因性ロード＆ゴーと判断しない場合 1. 必要となる救急処置を行う 2. Step 3へ移行（終了）
Step 6 評価・ファーストコール・特定行為	1. 緊急度・重症度を判断 2. 適切な医療機関を選択してファーストコールを行う 3. 必要となる救急処置を行う	内因性ロード＆ゴーと判断した場合 1. 三次医療機関または救命救急センターへファーストコール 2. 車内収容および現発 3. 必要となる救急処置を行う 4. 輸液プロトコル、またはブドウ糖投与プロトコルの適応があると判断した場合は指示要請を行う 5. 意識障害/脳卒中の可能性が高いと判断した場合はPCEC/PSLSアルゴリズムを適応する 6. Step7へ移行	
Step 7 車内活動	1. 必要となる救急処置を行う 2. 必要に応じてセカンドコール 3. 症状や症候に基づいて継続観察を行う 4. 症状や症候が変化した場合は、必要に応じてStep 2～5を改めて行う	内因性ロード＆ゴーと判断した場合 1. 必要となる救急処置を行う 2. 必要に応じてセカンドコール 3. Step 2において内因性ロード＆ゴーを宣言したため、それ以降のStepを中断・省略した場合は、Step 3を車内で行って病態理解を深め、Step 4で包括的な判断を行う努力を継続する	

インストラクター

- Step2において内因性ロード＆ゴーの適応であっても、気道確保や酸素投与など、適切な救急処置によって内因性ロード＆ゴーの適応ではなくなる場合があります。この場合は内因性ロード＆ゴーは宣言しません。
- スキャホールディング1では、Step2において内因性ロード＆ゴーと「判断する」場合と「判断しない」場合の、どちらのトレーニングも重要です。インストラクターは、どちらのケースも経験できるように想定付与を工夫してください。
- Step2において内因性ロード＆ゴーを宣言した場合は、それ以降のアルゴリズムをいったん中断・省略してStep6へ移行します。このとき、搬送準備と併行して、時間が許す限りStep3の情報収集とバイタルサインの測定を行って傷病者の病態理解を深め、Step4において包括的な判断を行う努力を継続するよう指導してください。
- Step2において内因性ロード＆ゴーと「判断しない」場合は、スキャホールディング1は終了となります。シナリオは継続してもかまいませんが、コンピテンシー評価はしません。

3-4 スキャホールディング2. 難度 ─ 中程度

スキャホールディング2の難度は中程度で、主に救急救命士向けのトレーニングとして利用することができます。図2にスキャホールディング2のトレーニング概要を示します。使用するアルゴリズムはStep1〜4および6・7です。表6にスキャホールディング2におけるコンピテンシーとその目安を示します。

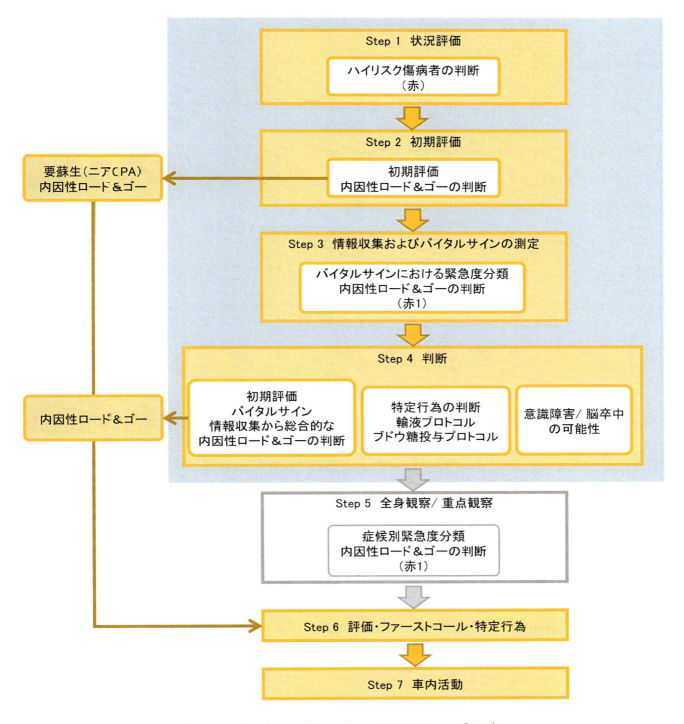

図2 スキャホールディング2のPEMECアルゴリズム
(PEMECガイドブック2017.p14, へるす出版, 東京, 2017より引用, 一部改変)

表6 スキャホールディング2のコンピテンシー

PEMECアルゴリズム	コンピテンシー	具体的な目安	
Step 1 状況評価	1. ハイリスク傷病者の判断 2. ハイリスク症候(症状)の判断	1. 内因性ロード&ゴーの可能性を確認 2. 安全、および携行資器材の確認	
Step 2 初期評価	1. 内因性ロード&ゴーの判断 2. 必要となる救急処置を行う	内因性ロード&ゴーと判断した場合 1. 内因性ロード&ゴーを宣言 2. 必要となる救急処置を行う 3. Step 6へ移行	内因性ロード&ゴーと判断しない場合 1. 必要となる救急処置を行う 2. Step 3へ移行
Step 3 情報収集および バイタルサインの測定	1. 情報収集 2. バイタルサインの測定 3. 必要となる救急処置を行う	内因性ロード&ゴーと判断した場合 1. 必要となる救急処置を行う 2. Step 4へ移行	内因性ロード&ゴーと判断しない場合 1. 必要となる救急処置を行う 2. Step 4へ移行
Step 4 判断	1. 初期評価、バイタルサイン、情報収集から総合的に内因性ロード&ゴーを判断 2. 必要となる救急処置を行う	内因性ロード&ゴーと判断した場合 1. 内因性ロード&ゴーを宣言 2. 必要となる救急処置を行う 3. Step 6へ移行	内因性ロード&ゴーと判断しない場合 1. 必要となる救急処置を行う 2. Step 5へ移行(終了)
Step 6 評価・ファーストコール・ 特定行為	1. 緊急度・重症度を判断 2. 適切な医療機関を選択してファーストコールを行う 3. 必要となる救急処置を行う	内因性ロード&ゴーと判断した場合 1. 三次医療機関または救命救急センターへファーストコール 2. 車内収容および現発 3. 必要となる救急処置を行う 4. 輸液プロトコル、またはブドウ糖投与プロトコルの適応があると判断した場合は指示要請を行う 5. 意識障害/脳卒中の可能性が高いと判断した場合はPCEC/PSLSアルゴリズムを適応する 6. Step 7へ移行	
Step 7 車内活動	1. 必要となる救急処置を行う 2. 必要に応じてセカンドコール 3. 症状や症候に基づいて継続観察を行う 4. 症状や症候が変化した場合は、必要に応じて Step 2〜5を改めて行う	内因性ロード&ゴーと判断した場合 1. 必要となる救急処置を行う 2. 必要に応じてセカンドコール 3. Step 2において内因性ロード&ゴーを宣言したため、それ以降のStepを中断・省略した場合は、Step 3を車内で行って病態理解を深め、Step 4で包括的な判断を行う努力を継続する 4. Step 4において内因性ロード&ゴーを宣言したため、それ以降のStepを中断・省略した場合は、Step 5を車内で行う	

受講者

　Step1(状況評価)およびStep2(初期評価)におけるコンピテンシーは、スキャホールディング1と同じです(表6)。Step 2で内因性ロード&ゴー(26頁表13)を宣言した場合はStep6へ移行しますが、この場合のコンピテンシーもスキャホールディング1と同様です(表6)。Step2において内因性ロード&ゴーの適応ではないと判断した場合、あるいは適切な救急処置によって内因性ロード&ゴーの適応がなくなった場合は、Step3へ移行します。

　Step3(情報収集およびバイタルサインの測定)では、情報収集およびバイタルサインの測定を行って傷病者の病態を判断します。バイタルサインの緊急度分類(26頁表15)が赤1の場合は、

内因性ロード＆ゴーと判断します。情報収集とバイタルサイン測定に基づいて傷病者の病態理解を深め、Step4において総合的な判断を行います。

Step4(判断)では、Step1～3までの結果を包括的に考慮したうえで、緊急度・重症度および内因性ロード＆ゴーの適応を判断します。具体的な病態(疾病)を想定することを目指します。内因性ロード＆ゴー(表15)と判断した場合は、「内因性ロード＆ゴー」を宣言します。それ以降のアルゴリズムをいったん中断・省略して必要な救急処置を行い、Step6へ移行します。併せて、輸液プロトコル(28頁図4)やブドウ糖投与プロトコル(28頁図5)の適応があるかどうか判断します。意識障害/脳卒中の可能性が高いと判断した場合はPCEC/PSLSアルゴリズム(34頁図7、37頁図9)を適応します。Step4において内因性ロード＆ゴーの適応ではないと判断した場合はStep5へ移行しますが、スキャホールディング2ではStep5の活動内容は問いません。Step5を省略してもかまいません。

Step6(評価・ファーストコール・特定行為)では、直ちに三次医療機関あるいは救命救急センターへファーストコールを行い、傷病者を車内収容して医療機関へ向けて現発します。輸液プロトコル(図4)、またはブドウ糖投与プロトコル(図5)の適応があると判断した場合は指示要請を行います。意識障害/脳卒中の可能性が高いと判断した場合はPCEC/PSLSアルゴリズム(図7、図9)を適応します。

Step7(車内活動)では、必要となる救急処置を行います。輸液プロトコル(図4)、またはブドウ糖投与プロトコル(図5)の指示要請を行った場合は車内で処置を行います。Step4で内因性ロード＆ゴー(表15)を宣言したため、それ以降のStep(Step5)を中断・省略した場合は、Step5を車内で行います。また、症状や症候に基づいて継続観察を行い、症状や症候が変化した場合は必要に応じてStep2～5を改めて行ってください。必要に応じてセカンドコールを行います。

インストラクター

- スキャホールディング2では、Step3において内因性ロード＆ゴーと「判断する」場合および「判断しない」場合のどちらもStep4へ移行します。この理由は、内因性疾患を疑う傷病者では、現病歴や既往歴などの情報収集およびバイタルサイン測定が、傷病者の緊急度・重症度を判断するために重要となる場合が多いためです。(内因性)疾病傷病者の病態および緊急度・重症度を総合的に判断するためには、Step4が重要であることを強調してください。

- スキャホールディング2には、Step2で内因性ロード＆ゴーを宣言する場合も含まれているため、形成されるべきコンピテンシーは項目が多く、受講者が考慮すべき事柄はやや複雑となります。Step2で内因性ロード＆ゴーを宣言した場合のコンピテンシーはスキャホールディング1を参照してください。

- Step4において内因性ロード＆ゴーと「判断しない」場合は、スキャホールディング2は終了となります。シナリオは継続してもかまいませんが、コンピテンシー評価はしません。

3-5 スキャホールディング3. 難度 — 難しい

　スキャホールディング3の難度は高く、熟練した救急救命士向けのトレーニングとして利用することができます。スキャホールディング3は救急隊員やそのほかの医療従事者向けのトレーニングとしては適しません。図3にスキャホールディング3のトレーニング概要を示します。スキャホールディング3では、アルゴリズムのすべてのStepを使用します。表7にスキャホールディング3におけるコンピテンシーとその目安を示します。

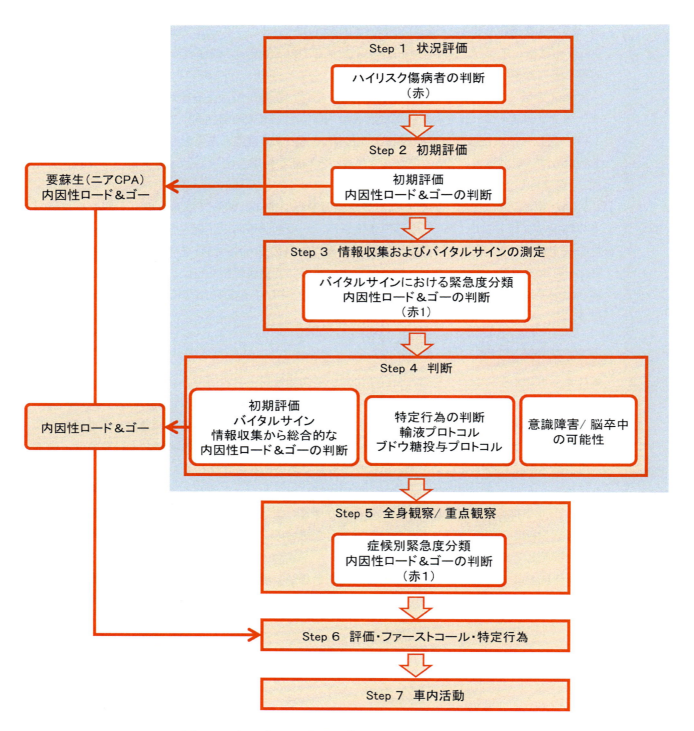

図3　スキャホールディング3のPEMECアルゴリズム
(PEMECガイドブック2017.p14, へるす出版, 東京, 2017より引用、一部改変)

3 POT Basic 開催の準備

> 受講者

POT Basic でスキャホールディング3 を受講する場合は、受講者はあらかじめ病態解説(循環、呼吸、意識障害)の内容を理解しておく必要があります。
Step1 から Step4 にかけてのコンピテンシーは、スキャホールディング1 および 2 と同じで

表7　スキャホールディング3 のコンピテンシー

PEMECアルゴリズム	コンピテンシー	具体的な目安	
Step 1 状況評価	1. ハイリスク傷病者の判断 2. ハイリスク症候(症状)の判断	1. 内因性ロード&ゴーの可能性を確認 2. 安全、および携行資器材の確認	
Step 2 初期評価	1. 内因性ロード&ゴーの判断 2. 必要となる救急処置を行う	**内因性ロード&ゴーと判断した場合** 1. 内因性ロード&ゴーを宣言 2. 必要となる救急処置を行う 3. Step 6へ移行	**内因性ロード&ゴーと判断しない場合** 1. 必要となる救急処置を行う 2. Step 3へ移行
Step 3 情報収集およびバイタルサインの測定	1. 情報収集 2. バイタルサインの測定 3. 必要となる救急処置を行う	**内因性ロード&ゴーと判断した場合** 1. 必要となる救急処置を行う 2. Step 4へ移行	**内因性ロード&ゴーと判断しない場合** 1. 必要となる救急処置を行う 2. Step 4へ移行
Step 4 判断	1. 初期評価、バイタルサイン、情報収集から総合的に内因性ロード&ゴーを判断 2. 必要となる救急処置を行う	**内因性ロード&ゴーと判断した場合** 1. 内因性ロード&ゴーを宣言 2. 必要となる救急処置を行う 3. Step 6へ移行	**内因性ロード&ゴーと判断しない場合** 1. 必要となる救急処置を行う 2. Step 6へ移行
Step 5 全身観察/重点観察	1. 具体的な病態あるいは疾病を想定できるか判断 2. 症候別緊急度分類に従って内因性ロード&ゴーを判断 3. 必要となる救急処置を行う	**内因性ロード&ゴーと判断した場合** 1. 内因性ロード&ゴーを宣言 2. 必要となる救急処置を行う 3. Step 6へ移行	**内因性ロード&ゴーと判断しない場合** 1. 必要となる救急処置を行う 2. Step 6へ移行
Step 6 評価・ファーストコール・特定行為	1. 緊急度・重症度を判断 2. 適切な医療機関を選択してファーストコールを行う 3. 必要となる救急処置を行う	**内因性ロード&ゴーと判断した場合** 1. 三次医療機関または救命救急センターへファーストコール 2. 車内収容および現発 3. 必要となる救急処置を行う 4. 輸液プロトコル、またはブドウ糖投与プロトコルの適応があると判断した場合は指示要請を行う 5. 意識障害/脳卒中の可能性が高いと判断した場合はPCEC/PSLSアルゴリズムを適応する 6. Step 7へ移行	
Step 7 車内活動	1. 必要となる救急処置を行う 2. 必要に応じてセカンドコール 3. 症状や症候に基づいて継続観察を行う 4. 症状や症候が変化した場合は、必要に応じて Step 2～5を改めて行う	**内因性ロード&ゴーと判断した場合** 1. 必要となる救急処置を行う 2. 必要に応じてセカンドコール 3. Step 2において内因性ロード&ゴーを宣言したため、それ以降のStepを中断・省略した場合は、Step 3を車内で行って病態理解を深め、Step 4で包括的な判断を行う努力を継続する 4. Step 4において内因性ロード&ゴーを宣言したため、それ以降のStepを中断・省略した場合は、Step 5を車内で行う	

す(表7)。Step 2で内因性ロード&ゴー(26頁表13)を宣言した場合はStep6へ移行しますが、この場合のコンピテンシーはスキャホールディング1と同様です(表7)。Step4で内因性ロード&ゴー(26頁表15)を宣言した場合はStep6へ移行しますが、この場合のコンピテンシーはスキャホールディング2と同様です(表7)。Step4において内因性ロード&ゴーの適応ではないと判断した場合、あるいは適切な救急処置によって内因性ロード&ゴーの適応がなくなった場合は、Step5へ移行します。

Step5(全身観察/重点観察)において、具体的な病態(疾病)が想定できる場合は、病態生理に基づく重点観察を行います。PEMEC[注2]の症候別緊急度分類は緊急度・重症度を判断するための参考になります。身体所見、あるいは病態(疾病)に基づいて、緊急度・重症度および内因性ロード&ゴーの適応を判断します。症候別緊急度分類において赤1と判断した場合、あるいは重症以上と判断した場合は、内因性ロード&ゴーを宣言します。必要な救急処置を行ったうえでStep6へ移行します。

具体的な病態が想定できない場合や、想定している病態に伴うはずの身体所見、症状・症候を認めない場合、傷病者の意識障害が強い場合は、全身観察を行います。身体所見に基づいて、緊急度・重症度および内因性ロード&ゴーの適応を判断します。症候別緊急度分類において赤1と判断した場合、あるいは重症以上と判断した場合は、内因性ロード&ゴーを宣言します。必要な救急処置を行ったうえでStep6へ移行します。

Step6(評価・ファーストコール・特定行為)では、適切な医療機関を選択してファーストコールを行い、傷病者を車内収容して医療機関へ向けて現発します。輸液プロトコル(28頁図4)、またはブドウ糖投与プロトコル(28頁図5)の適応があると判断した場合は指示要請を行います。意識障害/脳卒中の可能性が高いと判断した場合はPCEC/PSLSアルゴリズム(34頁図7、37頁図9)を適応します。

Step7(車内活動)では、必要となる救急処置を行います。輸液プロトコル(図4)、またはブドウ糖投与プロトコル(図5)の指示要請を行った場合は車内で処置を行います。Step4で内因性ロード&ゴー(表15)を宣言したため、それ以降のStepを中断・省略した場合は、Step4・5を車内で行います。また、症状や症候に基づいて継続観察を行い、症状や症候が変化した場合は必要に応じてStep2〜5を改めて行ってください。必要に応じてセカンドコールを行います。

インストラクター

- スキャホールディング3では、身体所見および病態(疾病)理解が特に重要となります。現場経験が浅い救急隊員および救急救命士がコンピテンシーを形成するためには病態(疾病)に関する深い知識が必要となるため、目標達成は困難となります。PEMEC[注2]の症候別緊急度分類は緊急度・重症度を判断するための参考になりますので参照してください。
- POT Basicでは、スキャホールディング3におけるコンピテンシー形成のために必要となる病態(循環、呼吸、意識障害)の解説を行っています(42頁、55頁、83頁、120頁)。スキャホールディング3でPOT Basicを開催する場合は、インストラクターおよび受講者は、あらかじめこの病態解説の内容を理解しておく必要があります。
- スキャホールディング3には、Step2で内因性ロード&ゴーを宣言する場合、およびStep4・5で内因性ロード&ゴーを宣言する場合もすべて含まれているため、形成されるべきコンピテンシーは項目が多く、受講者が考慮すべき事柄は複雑となります。Step2で内因性ロード&ゴーを宣言した場合のコンピテンシーはスキャホールディング1を、Step4で内因性ロード&ゴーを宣言した場合のコンピテンシーはスキャホールディング2をそれぞれ参照してください。

3-6 POT Basic の開催形態

POT Basic は、基本的に経験年数が浅い救急救命士 30 〜 50 名が同時に受講することを前提にしています。この場合の基本的な会場アレンジの例を写真1 に、モニター出力の例を写真2 に、

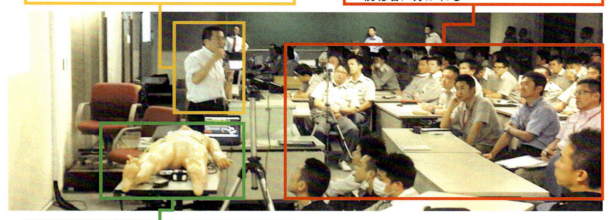

写真1　POT Basic の会場アレンジの例（中規模）

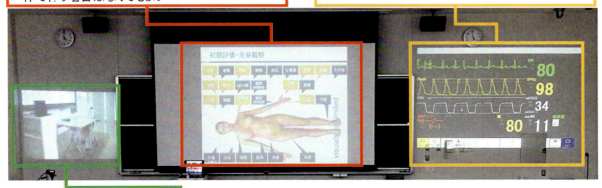

写真2　POT Basic のモニター出力の例（大規模）

典型的な会場の例を写真3に示します。POT Basic の受講者数が多い場合は、開催形態と併せて教育技法への配慮も必要となります。

　POT Basic は少人数での開催も可能です。POT Basic の最少開催人数は、インストラクター1名、受講者3名です(写真4)。POT Basic の主催者(インストラクター)は、受講者の経験年数、受講者数、スキャホールディングの難度に応じて開催形態を決定してください。開催形態と併せて教育技法への配慮も必要となります。POT Basic における開催形態の目安を表8に示します。

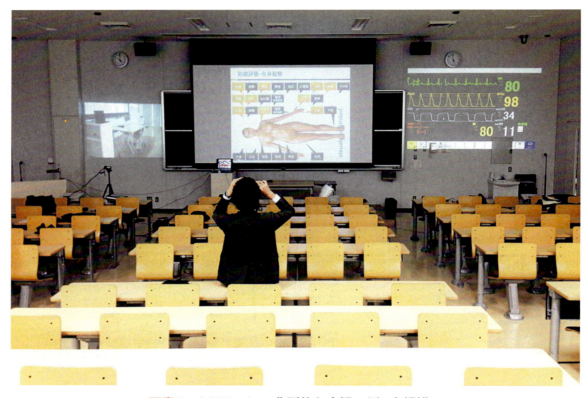

写真3　POT Basic の典型的な会場の例(大規模)

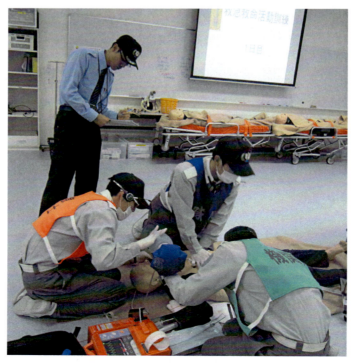

写真4　POT Basic の最少開催人数の構成（小規模）

表8 POT Basicの開催形態の目安

規模	受講者数	インストラクター数	必要となる準備
小規模	・3〜30名 ・全員が1度は活動に参加できる規模	・シミュレーター1体につき1名 ・シミュレーターを使用する場合は、シミュレーターごとに操作要員がそれぞれ1名必要となる	・講義室または訓練室を使用 ・シミュレーター1体、または2体 ・生体で傷病者の模擬を行う場合は実際に演技を行う者（1名または2名） ・バイタルサインを表示するためのプロジェクターを考慮 ・身体所見または想定付与を表示するためのPCおよびプロジェクターの使用を考慮 ・教育技法にも配慮
中規模	・30〜50名 ・活動に参加できない視聴者がいる規模	・シミュレーター1体につき1名 ・シミュレーターを使用する場合は、シミュレーターごとに操作要員がそれぞれ1名必要となる	・講義室または訓練室を使用 ・シミュレーター1体、または2体 ・生体で傷病者の模擬を行う場合は実際に演技を行う者（1名または2名） ・バイタルサインを表示するためのプロジェクターを準備 ・身体所見または想定付与を表示するためのPCおよびプロジェクターを準備 ・実際の活動を動画表示するためのビデオ機器、およびプロジェクターの使用を考慮 ・マイクの使用を考慮 ・教育技法にも配慮
大規模	・50〜100名 ・活動に参加できない視聴者がほとんどとなる規模	・シミュレーター1体につき1名（2名以上） ・シミュレーターを使用する場合は、シミュレーターごとに操作要員がそれぞれ1名必要となる	・講義室または訓練室2室を使用するか、大講堂の使用を考慮 ・シミュレーター2体以上 ・生体で傷病者の模擬を行う場合は実際に演技を行う者（2名） ・バイタルサインを表示するためのプロジェクターを準備 ・身体所見または想定付与を表示するためのPCおよびプロジェクターを準備 ・実際の活動を動画表示するためのビデオ機器、およびプロジェクターを準備 ・マイクを使用 ・教育技法にも配慮

3-7 POT Basicの教育技法

3-7-1 ティーチングか、あるいはコーチングか

　トレーニングプログラムでは、その教育技法がしばしば問題となります。ティーチングとは、いわゆる座学講義のように、インストラクター(プロバイダー)から受講者への1方向コミュニケーションのみによるトレーニング形態を指します。いわば学校の授業のようなトレーニング形態です。ティーチングを用いた教育技法では、インストラクターはしばしばトレーニングに介入して発言(講義)をする機会が多くなります。助言を求められた場合は、主に正答を与えます。このティーチングによってPOT Basicを受講する受講者は、基本的に受け身の学習態度(パッシブラーニング)によってコンピテンシーを受け入れます。一方、コーチングとは、双方向コミュニケーションを通じて「気づき」を与えるトレーニング形態を指します。コーチングを用いた教育技法では、インストラクター(プロバイダー)はトレーニングに介入せず、発言(講義)をする機会はほとんどありません。助言を求められた場合は、主にディスカッションを介して方向性を与えます。このコーチングによってPOT Basicを受講する受講者は、基本的に自ら問題点を見つけて修正を行う学習態度(ポジティブラーニング)によって、自発的にコンピテンシーを形成します。表9に、コーチングとティーチングの比較を示します。

　一般成人に対する教育技法としてはコーチングが適切であるとされていますが、POT Basicでは受講者の経験年数やスキャホールディングの難度、開催形態に応じてこれら(ティーチングか、あるいはコーチングか)を使い分ける必要があります。例えば、なんの知識もない一般市民に対してBLS講習を主催する場合と、既に現場経験を積んでいる医療従事者に対してACLSを主催す

表9　コーチングとティーチングの比較

	コーチング	ティーチング
教育技法のポイント	・正答は受講者の内側から引き出される ・傾聴 ・気づきを促す質問 ・承認	・正答はインストラクターが知っている ・なぜするのか ・何をするのか ・どうやってするのか
利点	・形成されたコンピテンシーが救急現場活動に反映されやすい ・受講者の自主性・自立性が育成される ・コンピテンシーの形成が、インストラクターの知識・経験に影響されない	・現場経験や、病態・疾病の知識が少ない救急救命士でも、コンピテンシーを獲得できる ・さまざまなトレーニング方式を選択できる（個別・集団・セミナー形式など）
欠点	・現場経験や、病態・疾病の知識が少ない救急救命士では、コンピテンシーを形成しにくい ・インストラクターのコミュニケーション技量がコンピテンシー形成に大きく影響する ・トレーニング方式の選択肢が少ない	・獲得したコンピテンシーが、救急現場活動に反映されにくい ・インストラクターの知識・経験に大きな影響を受ける ・受講者が受動的・依存的になりやすい

る場合とでは、受講者の知識・技量やトレーニング難度が異なるため、インストラクターの教育技法が異なるのは当然のことです。POT Basicでも、インストラクターには同様の配慮が求められます。特にPOT Basicでは、経験年数が浅い5年目までの救急救命士を対象としていること、受講者数が比較的多いトレーニングとなる場合が多いこと、時間的制約があること、などに十分考慮して教育技法を選択してください。場合によっては、状況に応じて教育技法(ティーチングか、あるいはコーチングか)を変えるなど、柔軟に対応する必要があります。教育技法に固執するあまり、コンピテンシーの形成に失敗するような事態はなんとしても避けなくてはなりません。

　POT Basicでは、コア・アーキテクチャー(基本設計)の1つとして教育技法を重視していますが、実際にどんな教育技法を用いるのかは主催者(インストラクター)の判断に委ねられています。POT Basicでは、インストラクター(プロバイダー)側からはコーチングあるいはティーチングを介して、受講者側はアクティブラーニングあるいはパッシブラーニングによる経験を経て、各スキャホールディングにおけるコンピテンシーを形成することが最も重要な目標です。なお、POTファシリテーターコースは救急救命士国家資格取得後10年目までの救急救命士、あるいは指導救命士を対象としているため、主な教育技法としてコーチングを用いています。

3-8　POT Basicの開催時間

　POT Basicタイムテーブルの例を表10に示します。典型的には、1つのシナリオに対しておよそ1時間が必要になります。ただし、POT Basic主催者(インストラクター)は、この例にこだわらず、自由に開催時間を決定することができます。一般的に、スキャホールディング1のタイムテーブルは短く設定できます。一方、スキャホールディング3のタイムテーブルは長めに設定します。このほか、受講者の経験年数や教育技法によっては、開催時間に配慮が必要となります。

表10　POT Basic タイムテーブルの例

POT Basic タイムテーブル				
症例提示 （出場指令）	現場活動 （シミュレーション）	インストラクターまたは 受講者同士によるディスカッション	振り返り	合計
5分以内	10～20分	20～30分	10～20分	45～75分

3-9 POT Basic で使用するシナリオ

POT Basic の主催者(インストラクター)は、POT Basic1〜3から、それぞれ2つ以上のシナリオを選択して POT Basic を開催してください。したがって、1回の POT Basic では、POT Basic1〜3の1つを選択して、2つ以上のシナリオをトレーニングで使用します。開催時間が十分長い場合は、2回目、3回目を同時に開催してもかまいませんが、何回かに分けて開催する場合の学習効果も無視できません。主催者(インストラクター)は教育効果を考慮したうえでシナリオの選択を行ってください。

3-10 POT Basic の認定

救急救命東京研修所(エルスタ東京)が POT Basic を主催する場合は、エルスタ東京が POT Basic 認定証を発行しています。また、全国救急隊員シンポジウムあるいは日本臨床救急医学会で POT Basic を開催する場合は、POT Basic テキストあるいは症例テキストに認定印を発行・捺印しています。各所属消防本部において独自に POT Basic を開催する場合は、以下の点に留意してください。

- 医師および指導救命士は、POT Basic 認定証の有無にかかわらず、POT Basic を主催してインストラクターを務めることができます。インストラクターは POT Basic 認定証を発行できます。
- 各所属消防本部において POT Basic を開催する場合は、主催者(インストラクター)から受講認定を受けてください。インストラクターは POT Basic 認定証を発行できます。この場合は所属消防本部が認定証を発行してもかまいません。
- POT Basic1〜3の受講が修了した受講者は、救急救命士であるかどうかにかかわらず、プロバイダーとして POT Basic を主催することができます。ただし、プロバイダーは POT Basic 認定証を発行することはできません。

巻末に、受講者、インストラクター、プロバイダーそれぞれのネームカードを付記していますのでご活用ください。

3-11 POT Basic に必要な視点

3-11-1 救急救命士のオペラント条件づけとして

救急救命東京研修所(エルスタ東京)および九州研修所(エルスタ九州)では救急救命士の新規養成を行っていますが、7ヵ月間に及ぶ研修生活の最後に総合想定訓練を開催しています。総合想定訓練は現場活動を模したシミュレーショントレーニングで、日程の一部は一般公開されています。この総合想定訓練では、研修生が時々失敗をします。失敗の程度はさまざまで、うっかり程度の失敗もあれば、深刻な失敗もあります。興味深いのは、こうした失敗が、研修生の成績や経験年数とは関係なく生じることです。模擬試験の成績不振者は救急医学や生理学の知識が不足していると考えられますが、総合想定において見事な現場活動を行う場合があります。一方、模擬試験の成績上位者が、総合想定訓練において深刻な失敗を犯す場合もあります。

こうした失敗の中には、あがり症であるなど、研修生個人の性格に起因する失敗もあります。しかし、傾向として、成績不振者の失敗は「何をしたらいいのかわからない」タイプが多く、必要な観察がわからない、あるいは正しい処置がわからない場合が多い印象です。一方、成績優秀者は特定の疾患や病態を「決めつけて」活動する場合があります。このとき、「決めつけた」疾患・病態と実際の疾患・病態が合致していれば見事な活動となりますが、異なる場合は活動全体がまっ

たく的外れになってしまう印象です。

　こうした傾向は、経験年数が少ない救急救命士と、現場経験が豊富な救急救命士にも当てはめることができそうです。経験年数が少ない救急救命士では、主に現場経験および病態・疾病の知識が不足しているため、適切な判断・処置ができない場合があります。この問題を解決するには、現場経験を積むこと、あるいは病態・疾病の理解を深めることが本質のように感じます。しかし、事はそう単純ではありません。経験豊富で幅広い病態・疾病の知識がある救急救命士であっても、「決めつけ」のために判断と処置を誤ることがあるからです。

　こうしたジレンマの解決策の1つは、コンピテンシーを形成することです。現場経験や病態・疾病の知識が少ない場合であっても、参照できるコンピテンシーがあれば、適切な判断・処置を行うことができます。経験豊富で幅広い病態・疾病の知識がある救急救命士であっても、コンピテンシーを参照するためには傷病者が呈する身体所見やバイタルサイン、情報収集が必要になりますから、決めつけや思い込みによる誤った判断・処置をあらかじめ防ぐことができます。この場合、コンピテンシーは救急救命士のオペラント条件づけ[注7]（行動療法）に欠かせない「参照」として機能します。

> **注7** オペラント条件づけ（随意的条件づけ、行動療法）
> 例えば、幼児が母親と遊んでいる最中、テーブルの角に頭をぶつけます。びっくりした幼児は、遊ぶのをやめて母親を見つめるでしょう。「これは何？」「大丈夫？」「泣くべき？」このように、幼児は痛みの体験を社会的行動として表す際の参照として、母親の反応を利用します。幼児がこの後どんな行動をとるかー泣き出すか、笑い出すか、遊びに戻るかーは、痛みの量だけでなく、母親がどんな反応をするか（参照）に大きく依存しています。こうした体験と参照の積み重ねによって、子どもの随意的行動（行動様式）が決定されていきます。行動様式が誤っている場合、体験そのもの（この場合は痛みの程度）はコントロールできませんが、参照（この場合は母親の反応）をマネジメントすることによって、正しい行動様式へ修正する機会が得られます。このように、正しい参照ができるよう訓練することによって、よりよい行動様式を獲得する過程をオペラント条件づけ（随意的条件づけ、行動療法）といいます。
> POT Basic は、救急救命士が参照するコンピテンシーをマネジメントすることによって、救急救命士の体験（現場経験、あるいは病態・疾病の知識）に依存することなく適切な行動様式（判断と処置）を獲得するためのオペラント条件づけといえます。

3-11-2　救急救命士の認知・行動療法として

　救急救命士は医療従事者ですが、救急救命士法に基づいた救急救命士法施行規則に則して業務が定められているため、医師法に定める診断・治療を行うことはできません。したがって、救急救命士が行う病院前医療は病態に基づいた「処置」であって、診断に基づいた「治療」ではありません。同様に、病院前医療の対象となるのは「傷病者」であって、治療対象としての「患者」ではありません。病院前医療では、緊急度・重症度を評価したうえで適切な救急処置を行い、医療機関を選定して迅速な搬送を行えば、職務を完遂したことになります。

　一方、救急現場活動において適切な判断・処置を行うためには、コンピテンシーだけでなく、実際には傷病者の身体所見やバイタルサイン、情報収集に基づく病態・疾病の知識が欠かせません。脳卒中を疑う傷病者に対して、t-PA療法の可能性を考慮する場合を考えれば、病態・疾病を理解する重要性は容易に理解できます。加えて、疾患や治療指針が「適切な判断・処置」に影響を与える場合があります。例えば、傷病者がくも膜下出血と診断される場合、くも膜下出血の再出血は生命予後を悪化させるため、傷病者には緊急安静搬送が適応されます。このように、救急救命士が適切な判断・処置を行うためには、病態・疾病に関する正しい・迅速な認識力（認知）も実際には必要となります。したがって、POT Basic では、救急救命士の現場経験や病態・疾病

に関する知識の重要性を否定しません。実際に、POT Basicのスキャホールディング3ではコンピテンシー形成のために病態・疾病の理解が必要となりますから、現場経験や病態・疾病に関する知識は重要であり、インストラクターおよび受講者は、あらかじめ基本的な病態・疾病を理解しておく必要があります。POT Basicにおいて最も重要な目標はコンピテンシーの形成ですが、これを達成するためには病態・疾病の認識力もまた向上させる必要があるのです。POT Basicは、病態・疾病の認識力(認知)向上とコンピテンシー形成によって、正しい判断・処置を行うための「認知・行動療法」でもあるのです。

4 POT Basicで使用する定義

4-1 「気づき(認知)」を与える指標としての定義

　POT Basic では、コンピテンシー形成に必要な「気づき(認知)」を与える指標として、「ハイリスク傷病者」、「ハイリスク症候(症状)」、「内因性ロード＆ゴー」、「緊急安静搬送(Hurry, But Gently)」、「輸液プロトコルの適応」、「ブドウ糖投与プロトコルの適応」を使用します。これらの指標は、PEMECあるいはPCEC/PSLS標準アルゴリズムで定義されているものと同じです。実際のトレーニングも、この指標(定義)に基づいて行われます(29頁第5章参照)。これら定義の詳細は、ガイドブック[注2)-4)]を参照してください。

4-2 ハイリスク傷病者

　通信指令員が救急要請を受信した時点で、気道・呼吸・循環・意識の重篤な異常など、傷病者が重症であることを疑わせる状態にあることをハイリスク傷病者といいます。状況評価において、ハイリスク傷病者かどうかは重要な情報の1つになります。出動する救急隊員および救急救命士は、内因性ロード＆ゴーの適応を考慮して現場活動に臨みます。ハイリスク傷病者という用語は、主に通報内容に対して、または現場における状況評価や情報収集において使用します。ハイリスク傷病者が疑われる通報内容と状況を表11に示します。PCEC/ PSLSで使用する「ハイリスク意識障害」と、「ハイリスク傷病者」の定義は同じです。

表11　ハイリスク傷病者が疑われる通報内容と状況

ハイリスク傷病者が疑われる状況評価	
A（意識と気道）	・ 食事中、咳き込んだ後、チアノーゼあり
B（呼吸）	・ 陥没呼吸、不規則な呼吸 ・ 呼吸数が10回/分未満、30回/分以上
C（循環）	・ 皮膚の冷汗・湿潤・蒼白、または頻脈、胸背部痛を伴う
D（神経症状）	・ 刺激しても開眼しない、激しい頭痛や上下肢の運動麻痺
E（環境、痙攣）	・ 身体が熱い、または冷たい ・ 痙攣が続いている
F（複数）	・ 意識障害を有する傷病者が複数存在する

通信指令員の会話	
① 呼吸の確認	「呼吸は楽にしていますか？」「普段通りの呼吸ですか？」
② 循環の確認	「冷や汗をかいていますか？」
③ 顔色の確認	「顔色は悪いですか？」
④ 意識の確認	「普通に話ができますか？」

(PEMECガイドブック2017.p8,へるす出版,東京,2017より引用,一部改変)

実際には、傷病者の呼吸状態、循環状態(ショック徴候)、意識状態(会話)は通信指令員の会話(表11)で評価します。1つでも異常を認める場合は、ハイリスク傷病者と判断します。

このほか、呼吸困難や意識障害、痙攣、胸痛、腹痛など、症候別の聴取内容によってはハイリスク傷病者と判断するべき場合や、総合的にハイリスク傷病者と判断した方がよい状況もあります。しかし、この場合は現場活動における判断を優先します。通報の段階でハイリスク傷病者に該当しない場合は、状況評価において傷病者は生理学的に安定した状態にあると判断されます。

4-3 ハイリスク症候(症状)

ハイリスク傷病者や、内因性ロード&ゴーには該当しないものの、急変して重篤な状態となる可能性がある症状・症候の組み合わせをハイリスク症候(症状)といいます。ハイリスク傷病者と同様、ハイリスク症候(症状)であるかどうかも、状況評価において重要な情報の1つになります。例えば、「突然の」「冷汗や顔色不良を伴う」「激しい」「背部痛」では、急性大動脈解離など胸・背部の重篤な疾患が想定されます。救急隊員および救急救命士は、急変の可能性や内因性ロード&ゴーの適応を考慮して現場活動に臨みます。ハイリスク症候(症状)という用語は、通報内容に対して、または内因性ロード&ゴーが適応されない傷病者の症状・症候に対して用います。ハイリスク症候(症状)を表12に示します。

表12 ハイリスク症候(症状)

主な訴え・症候・症状	ハイリスク症候(症状)	推定される疾患・病態
痙攣	「5分を超えて持続」	痙攣重積
頭痛	「突然の」「激しい後頭部痛」「嘔吐」	くも膜下出血
めまい・ふらつき	「突然の」「強い頭痛」「嘔吐」	脳幹・小脳出血
しびれ・麻痺	「一側の」「意識障害・頭痛・構音障害を伴う」	脳梗塞、脳出血、くも膜下出血
呼吸困難	「突然の」「会話ができない」「横になれない」「冷汗や顔色不良を伴う」	心不全、喘息重積発作
	「声が出ない」「嗄声」「嚥下困難」	急性喉頭蓋炎
動悸	「突然の」「脈が抜ける」「脈が飛ぶ」「めまい」「ふらつき」	心室頻拍
胸痛	「突然の」「冷汗や顔色不良を伴う」「激しい」	急性心筋梗塞
背部痛	「突然の」「冷汗や顔色不良を伴う」「激しい」	急性大動脈解離
腰痛	「突然の」「激しい」「移動する」「冷汗や顔色不良を伴う」	腹部大動脈瘤破裂、大動脈解離
血尿・側腹部痛	「冷汗や顔色不良を伴う」「激しい」「移動する」	尿管結石症
固形異物(誤飲)	「咳き込む」「息が吸えない」	気道閉塞
悪心・嘔吐	「突然の経験したことのない激しい頭痛」	くも膜下出血
喀血・吐血	「大量」「咳き込む」「冷汗を伴う」	消化管出血、気道出血
腹痛	「吐血」「下血」「歩行不能」「腹膜刺激症状」	消化管出血
下痢	「大量」「頻回」「冷汗を伴う」	循環血液減少性ショック
下血・不正性器出血	「大量」「冷汗を伴う」	出血性ショック

(PEMECガイドブック2017.p9,へるす出版,東京2017より引用,一部改変)

4-4 内因性ロード&ゴー

　生理学的徴候の異常、すなわち気道・呼吸の異常(A・B)、循環の異常(C)によって生命に危機が迫っており、緊急度が高いと判断した場合は、内因性ロード&ゴーを宣言します。これらが安定している場合であっても、脳ヘルニア徴候(D)が疑われた場合は、同様に内因性ロード&ゴーを宣言します。内因性ロード&ゴーを宣言した場合は、必要な救急処置を行い、原則としてそれ以降のアルゴリズムをいったん中断して医療機関への搬送を開始します。内因性ロード&ゴーの判断基準には、①初期評価によるもの、②バイタルサインの緊急度分類、③症候別緊急度分類、の3種類があります。①初期評価による内因性ロード&ゴーの判断基準と必要な処置を表13、脳ヘルニア徴候の定義を表14、バイタルサインの緊急度分類における内因性ロード&ゴーの判断基準を表15に示します。

表13　初期評価による内因性ロード&ゴーの判断基準と必要な処置

初期評価における内因性ロード&ゴーの判断基準	
A(意識と気道)の異常	・気道狭窄または高度狭窄を伴う ・JCS Ⅲ桁で舌根沈下など気道確保が困難である
B(呼吸)の異常	・呼吸様式または呼吸数の異常を伴う ・呼吸様式(チェーン・ストークス呼吸、中枢性過換気、クスマウル呼吸、失調性呼吸、ビオー呼吸) ・呼吸数が10回/分未満、または30回/分以上
C(循環)の異常	・皮膚冷汗、湿潤、頻脈を伴う、または脈を触知しない
D(神経症状)の異常	・脳ヘルニア徴候を認める

必要な処置
1. 気道確保 2. 補助呼吸 3. 口腔内異物除去、分泌物吸引 4. 酸素投与 5. 側臥位または回復体位、セミファウラー位 6. 冷却または保温

(PEMECガイドブック 2017.p6,へるす出版,東京,2017より引用,一部改変)

表14　脳ヘルニア徴候の定義

D(神経症状)の異常=脳ヘルニア徴候
① JCS300で両側瞳孔散大、200で異常肢位(除脳肢位、除皮質肢位)を伴う ② JCSがⅢ桁、またはⅡ桁で瞳孔異常(瞳孔不同)を伴う ③ GCS合計点8以下で瞳孔異常を伴う

(PEMECガイドブック 2017.p7,へるす出版,東京,2017より引用,一部改変)

表15　バイタルサインの緊急度分類における内因性ロード&ゴーの判断基準

緊急度分類	項目	症状・徴候
赤1	意識	GCS3〜8、JCS100〜300
	呼吸	呼吸数10/分未満、または30/分以上
	脈拍	脈拍120回/分以上 または50回/分未満
	血圧	収縮期血圧90mmHg未満 または200mmHg以上
	SpO$_2$	90%未満
	ショック	蒼白・虚脱・冷汗・脈拍触知不能・呼吸困難など

(PEMECガイドブック 2017.p7,へるす出版,東京,2017より引用,一部改変)

4-5 緊急安静搬送 (Hurry, But Gently)

　内因性ロード＆ゴーには該当しませんが、救急現場、または搬送中にバイタルサインの異常や脳ヘルニアなどの急変を生じやすい病態として、くも膜下出血、大動脈解離、重症偶発性低体温症などがあります。これらは、生命または身体機能をいつ損なってもおかしくない状況にあることから、搬送中は傷病者の安静を保ち、頻回の呼びかけや痛み刺激などの不要な刺激を極力避ける必要があります。搬送中の傷病者に対するこのような配慮を緊急安静搬送といいます。緊急安静搬送では、傷病者を愛護的に扱うとともに、いつ生じてもおかしくない急変に備えます。緊急安静搬送の適応となる症候(症状)を表16に示します。

表16　緊急安静搬送の適応となる症候(症状)

分類	病態	症状・徴候	疑う疾患	起こりうる急変
A	高度気道狭窄	狭窄音、咽頭部痛	急性喉頭蓋炎	窒息
		狭窄音、咳き込み	気道異物	
B	換気障害	頻呼吸、喘鳴	気管支喘息	低酸素症
			慢性閉塞性肺疾患	
		胸郭の動き、呼吸音の左右差	自然気胸	緊張性気胸による閉塞性ショック
C	心機能低下	頻呼吸、喘鳴	慢性心不全増悪	心原性ショック
		胸痛、冷汗	急性心筋梗塞	心原性ショック、心室細動
	不整脈	動悸	安定した心室頻拍	心室細動
			高度房室ブロック	心停止、心室細動
	大動脈病変	腰背部痛、片麻痺	大動脈解離	出血性ショック、脳梗塞
		腹痛、ほか	大動脈瘤破裂	出血性ショック
D	頭蓋内病変	激しい頭痛、嘔吐	くも膜下出血	再破裂、脳ヘルニア
		中枢性めまい	小脳出血　椎骨脳底動脈解離	再出血、脳ヘルニア
E	体温異常	低体温	偶発性低体温症	心室細動
		高体温	熱中症、脳炎、髄膜炎	痙攣

(PEMECガイドブック2017.p8,へるす出版,東京,2017より引用,一部改変)

4-6 輸液プロトコルの適応

POT Basic において、輸液プロトコルを適応するのは以下の場合です (図 4)。

①増悪するショック (出血性ショック、アナフィラキシーショック、熱中症、脱水など) である可能性が高い

②クラッシュ症候群を疑うかそれに至る可能性が高い

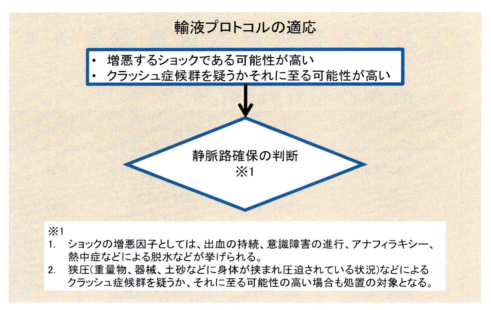

図 4　輸液プロトコルの適応
(PEMEC ガイドブック 2017,p30,へるす出版 , 東京 , 2017 より引用 , 一部改変)

4-7 ブドウ糖投与プロトコルの適応

POT Basic において、ブドウ糖投与プロトコルを適応するのは以下の場合です (図 5)。

①意識障害 (JCS ≧ 10 を目安とする)

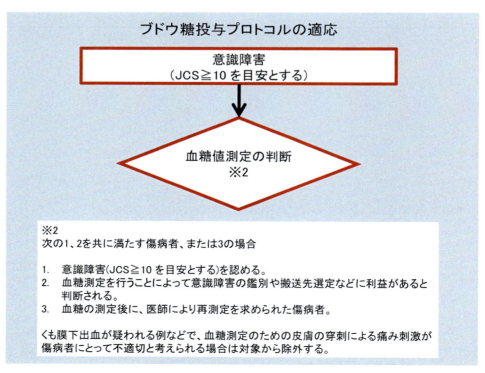

図 5　ブドウ糖投与プロトコルの適応
(PEMEC ガイドブック 2017,p30,へるす出版 , 東京 , 2017 より引用，一部改変)

5 POT Basicで使用するアルゴリズム

5-1 PEMECおよびPCEC/PSLS標準アルゴリズム

　POT Basicでは、PEMECあるいはPCEC/PSLS標準アルゴリズムに基づいてトレーニングが行われます。POT Basicにおけるコンピテンシー形成に必要なスキャホールディングの設定も、これら標準アルゴリズムを使用します。POT Basicにおける受講者のコンピテンシー形成は、スキャホールディングをどこに設定するか(POT Basicの難度)によって大きな影響を受けます。標準アルゴリズムは、実際の救急現場活動に基づいて傷病者の緊急度・重症度が判断できるよう工夫されているため、これら標準アルゴリズムを利用してスキャホールディングを設定すれば、形成されたコンピテンシーを実際の現場活動へ違和感なく反映させることができます。POT Basic主催者(インストラクター)が、コア・アーキテクチャー(基本設計)として決定すべきスキャホールディングの詳細、および受講者が目標とする具体的なコンピテンシーは第3章を参照してください。コンピテンシー形成のための「気づき(認知)」を与えるための指標は第4章を参照してください。PEMECおよびPCEC/PSLS標準ガイドラインの詳細は、ガイドブックを参照してください[注2)-4)]。第5章では、POT Basic1、2で使用するPEMEC標準アルゴリズムを図6に、POT Basic3で使用するPCEC/PSLS標準アルゴリズムを図7、図9に示したうえで、それぞれのStepについて解説します。

5-2 PEMEC標準アルゴリズム

　PEMEC標準アルゴリズムの対象は、通報の段階で心肺停止状態ではなく、外傷によるものを除外した疾病傷病者(非心肺停止の内因性傷病者)です。この中には、PCEC標準アルゴリズムの対象である意識障害傷病者や、PSLS標準アルゴリズムの対象である脳卒中傷病者も含まれます。基本的に、POT Basic1および2ではPEMEC標準アルゴリズムを、POT Basic3ではPCEC/PSLS標準アルゴリズムを使用しますが、具体的な病態・症候が判断できるまでは、PEMEC標準アルゴリズムに基づいて活動します。図6にPEMEC標準アルゴリズムを示します。

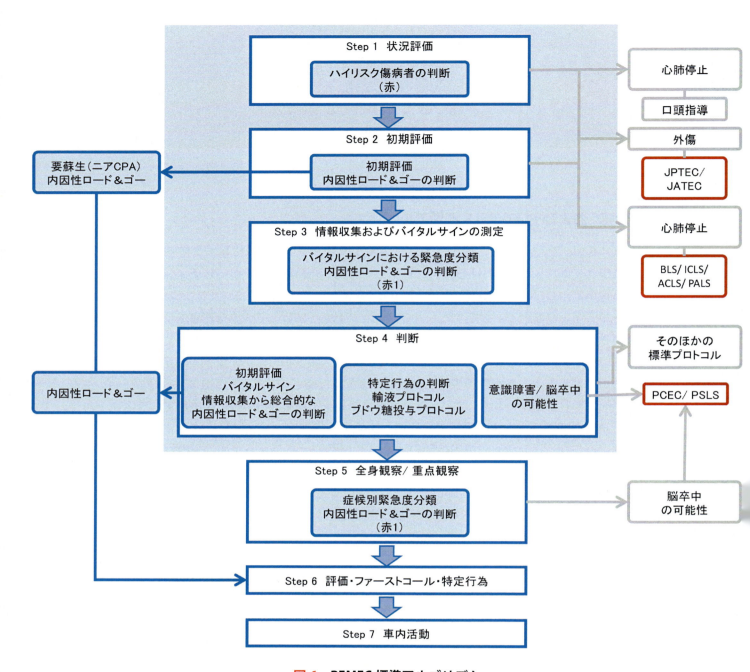

図6 PEMEC標準アルゴリズム
(PEMECガイドブック2017.p14,へるす出版,東京,2017より引用,一部改変)

5-2-1 各Stepの意味

　PEMEC標準アルゴリズムにおける各Stepは、傷病者の緊急度・重症度を判断するために必要な行為を示しています。しかし、傷病者の緊急度・重症度や救急処置の優先度は症候・症状によって異なるため、Stepを中断・省略して搬送を開始するべき状況や、ほかの標準アルゴリズムを適応するべき状況もあります。例えば、Step2(初期評価)において内因性ロード&ゴー(26頁表13)を宣言した場合は、必要な救急処置(表13)を行い、原則としてStep2以降のアルゴリズムをいったん中断・省略して医療機関への搬送を開始します。しかし、このような場合であっても、時間が許す限りStep3の情報収集とバイタルサイン測定を行って傷病者の病態理解を深め、Step4において包括的な判断を行う努力を継続します。特に内因性疾患を疑う傷病者では、現病歴や既往歴などの情報収集が傷病者の緊急度・重症度を判断するために重要となる場合があります。つまり、PEMECにおけるStep1～4は、その途中で内因性ロード&ゴーやほかの標準アル

ゴリズムの適応はあるものの、傷病者の病態・症候および緊急度・重症度を包括的に判断するために必要な一連の過程です。内因性疾患を疑う傷病者と接触してStep2(初期評価)を行う間に、傷病者や関係者から現病歴や既往歴などの情報収集(Step3)を始めるなど、現場活動における時間短縮のための工夫を積極的に行ってください。

　Step5〜7では、病態や症状・徴候、緊急度・重症度によって具体的な活動内容が異なります。Step4(判断)において具体的な病態が想定できる場合は、Step5で病態生理に基づく重点観察を行います。具体的な病態が想定できない場合や、想定している病態に伴うはずの身体所見・症候(症状)を認めない場合、傷病者の意識障害が強い場合は、全身観察を行います。

5-2-2　Step1. 状況評価

　救急要請を受信する通信指令員から得られる情報を活用して状況評価を行い、ハイリスク傷病者またはハイリスク症候(症状)かどうかを判断します(24頁表11、25頁表12)。内因性ロード＆ゴー(26頁表13・14・15)の可能性を考慮して現場活動の具体的な戦略を立てます。併せて、情報確認、感染防御、携行資器材の確認、現場確認、安全確認、傷病者数の確認を行い、応援要請の要否を判断します。

5-2-3　Step2. 初期評価

　現場に到着した救急救命士は、傷病者の主要な症候を見極めるとともに、初期評価を行って生理学的異常の有無を判断します。Step2で内因性ロード＆ゴー(表13・14)と判断した場合は、内因性ロード＆ゴーを宣言して必要な救急処置(表13)を行い、それ以降のStep(Step3)はいったん中断・省略してStep6へ移行します。Step6においてファーストコールを行い、迅速に搬送を開始します。搬送準備と並行して、時間が許す限りStep3の情報収集とバイタルサイン測定を行って傷病者の病態理解を深め、Step4において包括的な判断を行う努力を継続します。ここで確認した情報はセカンドコールとして伝えます(Step7)。輸液プロトコル(28頁図4)やブドウ糖投与プロトコル(28頁図5)の適応がある場合は、併せて指示要請を行います。Step5の全身観察／重点観察は車内で行います。Step2において内因性ロード＆ゴーの適応ではないと判断した場合はStep3へ移行します。

5-2-4　Step3. 情報収集およびバイタルサインの測定

　Step2において内因性ロード＆ゴーの適応ではないと判断した場合、あるいは適切な救急処置によって内因性ロード＆ゴーの適応がなくなった場合は、Step3で情報収集およびバイタルサインの測定を行って傷病者の病態・症候を判断します。バイタルサインの緊急度分類(表15)が赤1の場合は、内因性ロード＆ゴーと判断します。情報収集とバイタルサイン測定に基づいて傷病者の病態理解を深め、Step4において総合的な判断を行います。

　Step3では、内因性ロード＆ゴーと「判断する」場合および「判断しない」場合のどちらもStep4へ移行します。この理由は、内因性疾患を疑う傷病者では、現病歴や既往歴などの情報収集およびバイタルサイン測定が、傷病者の緊急度・重症度を判断するために重要となる場合が多いためです。したがって、Step3から4にかけての観察・評価は特に重要です。

●情報収集

　BAGMASK(表17)およびSAMPLE(表18)は、傷病者の現病歴、既往歴、服薬状況などを抜けなく確認するのに役立ちます。一方、OPQRST(表19)は傷病者の主訴や症候、特に疼痛の詳細を把握するのに適しています。

表17 BAGMASK

BAGMASK		
B		病気・病歴
A		アレルギー
G		時間とグルコース（発症時刻と糖尿病既往）
M		めし（最終食事摂取時刻）
A		ADL（日常生活動作）
S		主訴
K		薬（現在使用中の薬剤）

表18 SAMPLE

SAMPLE		
S	Symptom	症状
A	Allergy	アレルギーの有無
M	Medication	薬物治療の有無
P	Present illness, Past illness	現病歴・既往歴の有無
L	Loss of consciousness/ Last oral intake	意識消失の有無/最終食事摂取時間
E	Events preceding the incident	発症時の出来事

表19 OPQRST

OPQRST		
O	Onset	発症様式
P	Palliative/ Provocative	寛解因子/ 増悪因子
Q	Quality	性状
R	Region/ Radiation	場所/ 放散
S	related Symptoms/ Severity	随伴症状/ 重篤度
T	Time course	時間経過

5-2-5　Step4. 判断

　Step4（判断）では、Step1〜3までの結果を包括的に考慮したうえで、緊急度・重症度および内因性ロード＆ゴーの適応を判断します。具体的な病態（疾病）を想定することを目指します。内因性ロード＆ゴー（表15）と判断した場合は、「内因性ロード＆ゴー」を宣言します。それ以降のアルゴリズムをいったん中断・省略して必要な救急処置を行い、Step6へ移行します。併せて、輸液プロトコル（図4）やブドウ糖投与プロトコル（図5）の適応があるかどうか判断します。意識障害/脳卒中の可能性が高いと判断した場合はPCEC/PSLSアルゴリズム（34頁図7、36頁図8、37頁図9）を適応します。Step4において内因性ロード＆ゴーの適応ではないと判断した場合はStep5へ移行します。

5-2-6　Step5. 全身観察／重点観察

　Step5（全身観察/重点観察）において、具体的な病態（疾病）が想定できる場合は、病態生理に基づく重点観察を行います。PEMEC[注2]の症候別緊急度分類は緊急度・重症度を判断するための参考になります。身体所見、あるいは病態（疾病）に基づいて、緊急度・重症度および内因性ロード＆ゴーの適応を判断します。症候別緊急度分類において赤1と判断した場合、あるいは重症以上と判断した場合は、内因性ロード＆ゴーを宣言します。必要な救急処置を行ったうえでStep6へ移行します。

5-2-7　Step6. 評価・ファーストコール・特定行為

Step6（評価・ファーストコール・特定行為）では、適切な医療機関を選択してファーストコールを行い、傷病者を車内収容して医療機関へ向けて現発します。輸液プロトコル（図4）、またはブドウ糖投与プロトコル（図5）の適応があると判断した場合は指示要請を行います。意識障害/脳卒中の可能性が高いと判断した場合はPCEC/PSLSアルゴリズム（図7〜9）を適応します。

●ファーストコール

ファーストコールでは、病態や緊急度・重症度を含む傷病者情報を正確に伝えることが求められます。必要に応じてセカンドコールを行い、傷病者情報の伝達に努めます。医療機関への情報提供のポイントを表20に、情報提供の要点(MIST)を表21に示します。

表20　医療機関への情報提供のポイント

医療機関への情報提供のポイント
① 年齢、性別
② 発症時刻、医療機関到着までの時間
③ 症候： ・主訴および主要な症候 ・意識・呼吸・循環異常の有無 ・ショック徴候の有無
④ 重症度・緊急度判断、内因性ロード＆ゴーを宣言したかどうか
⑤ 一般的な既往： ・高血圧、糖尿病、高脂血症など
⑥ 手術歴： ・頭部・脊椎は3ヵ月以内、それ以外は14日以内
⑦ 内服薬： ・特に抗凝固薬の服用の有無
⑧ 輸液プロトコル、あるいはブドウ糖投与プロトコルの適応

表21　情報提供の要点 (MIST)

	MIST	
M	Mechanism	病態や疾患の推定
I	Impaired	症状（身体所見）
S	Sign	バイタルサイン
T	Treatment/ Time	行った処置、既往歴、処方されている薬剤/発症時刻、医療機関到着時間

5-2-8　Step7. 車内活動

Step7（車内活動）では、必要となる救急処置および継続観察を行います。輸液プロトコル（図4）、またはブドウ糖投与プロトコル（図5）の指示要請を行った場合は車内で処置を行います。Step2または4で内因性ロード＆ゴー（表13〜15）を宣言したため、それ以降のStepを中断・省略した場合は、中断・省略したStepを車内で行います。症状や症候に基づいて継続観察を行い、症状や症候が変化した場合は必要に応じてStep2〜5を改めて行ってください。必要に応じてセカンドコールを行います。

5-3 PCEC 標準アルゴリズム

　PCEC 標準アルゴリズムの対象は、通報の段階で心肺停止状態ではなく、外傷によるものを除外した意識障害傷病者です。この中には、PSLS 標準アルゴリズムの対象である脳卒中傷病者も含まれます。図7 に PCEC 標準アルゴリズムを示します。PEMEC とは異なり、PCEC では Step4(判断)において内因性ロード＆ゴーの適応と判断した場合であっても、Step6(評価・ファーストコール・特定行為)へは移行せず、そのまま Step5(全身観察)を行うことに注意してください。この理由は、意識障害傷病者では、病態の把握や重症度判断のためには全身観察や重点観察が重要となる場合が多いためです。ただし、Step4 で内因性ロード＆ゴーの適応と判断した場合は、Step5 以降は適宜簡略化して医療機関への搬送を急ぎます。

　原則として、POT Basic1 および 2 では PEMEC 標準アルゴリズムを、POT Basic3 では PCEC/PSLS 標準アルゴリズムを使用しますが、具体的な病態・症候が判断できるまでは PEMEC 標準アルゴリズムに基づいて活動します。

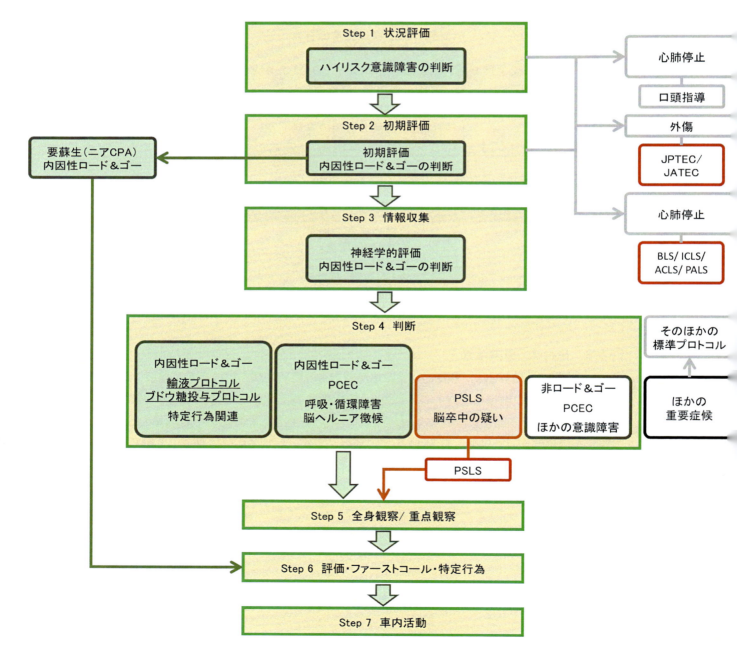

図7　PCEC 標準アルゴリズム

(PCEC ガイドブック 2016. 改訂第2版, へるす出版, 東京, 2015 より引用, 一部改変)

5-3-1　Step1. 状況評価

救急要請を受信する通信指令員から得られる情報を活用して状況評価を行い、ハイリスク意識障害かどうかを判断します。ハイリスク意識障害の定義は、ハイリスク傷病者(表11)と同じです。ハイリスク意識障害と判断した場合は、内因性ロード＆ゴー(表13・14)の可能性を考慮して現場活動の具体的な戦略を立てます。通信指令員の会話(表11)で行ってもかまいません。

実際には、意識障害を疑う傷病者の状態を以下の質問で評価します。以下の質問で1つでも異常を認める場合は、ハイリスク意識障害と判断します。通信指令員は、応急手当のための口頭指導を開始します。

① 「話ができますか？」
② 「肩を叩いて呼びかけたときにどんな反応がありますか？」
③ 「普段通りの呼吸をしていますか？」

5-3-2　Step2. 初期評価

現場に到着した救急救命士は、初期評価を行って気道、呼吸、循環(ABC)などの生理学的所見、および中枢神経系機能(D)の観察を行い、内因性ロード＆ゴー(表13・14)かどうかを判断します。内因性ロード＆ゴーと判断した場合は、内因性ロード＆ゴーを宣言して必要な救急処置(表13)を行い、それ以降のStep(Step 3)を適宜簡略化して迅速に搬送を開始します。ショックまたは低血糖が疑われる場合は、輸液プロトコル(図4)またはブドウ糖投与プロトコル(図5)の適用を考慮してStep3へ移行します。

5-3-3　Step3. 情報収集

Step2において内因性ロード＆ゴーの適応ではないと判断した場合、あるいは適切な救急処置によって内因性ロード＆ゴーの適応がなくなった場合は、Step3で情報収集およびバイタルサインの測定を行って傷病者の病態・症候を判断します。意識障害傷病者に脳卒中を疑う場合は、脳卒中の可能性を判断します。情報収集とバイタルサイン測定に基づいて傷病者の病態理解を深め、Step4において総合的な判断を行います。

❶情報収集

BAGMASK(表17)およびSAMPLE(表18)は、傷病者の現病歴、既往歴、服薬状況などを抜けなく確認するのに役立ちます。一方、OPQRST(表19)は傷病者の主訴や症候、特に疼痛の詳細を把握するのに適しています。

❷脳卒中の可能性を判断する

意識障害傷病者に脳卒中を疑う場合は、CPSSまたはドロップテストを行って脳卒中の可能性を判断します。正確な発症時刻の把握に努めます。CPSSの観察項目と判断の目安を表23(38頁)に示します。

5-3-4　Step4. 判断

Step4(判断)では、Step1～3までの結果を包括的に考慮したうえで、①輸液プロトコル(図4)またはブドウ糖投与プロトコル(図5)の適応があるかどうか、②内因性ロード＆ゴーの適応かどうか、③PSLSを適応するかどうか、を判断します。

輸液プロトコル(図4)またはブドウ糖投与プロトコル(図5)の適応があると判断した場合は、Step5へ移行して全身観察を行います。②内因性ロード＆ゴーの適応と判断した場合はStep5へ移行して全身観察を行いますが、適宜簡略化してStep6へ移行し、医療機関への搬送を急ぎます。脳卒中の可能性が高いと判断した場合は、③PSLSを適応したうえでStep5へ移行して中枢神経

を中心とした重点観察を行います。内因性ロード＆ゴーの適応ではなく、脳卒中の可能性も低いと判断した場合は、Step5 へ移行して全身観察を行うとともに、急性意識障害の原因となった病態の把握に努めます。

● PSLS を適応する基準

脳卒中を疑う傷病者では、Step4 以降は PSLS アルゴリズムを適応して、Step5 では重点観察として主に中枢神経所見の観察を行います。PCEC から PSLS へ移行する場合の判断基準を表 22 に示します。

表 22　PCEC から PSLS へ移行する場合の判断基準

	Step 5 においてPCECからPSLS（重点観察）に進む基準
前提	1. 輸液プロトコルを含む内因性ロード＆ゴーではない 2. ブドウ糖投与プロトコルではない
基準	1. CPSSが1項目以上陽性 2. 突然の激しい頭痛 3. 持続性めまいと嘔吐、頭痛

上記症状で発症した場合でも、その後に昏睡または脳ヘルニア徴候に至っている場合は、内因性ロード＆ゴーとしてPCECでの対応を考慮する

(PCEC ガイドブック 2016. p26, へるす出版, 東京, 2016 より引用, 一部改変)

5-3-5　Step5.　全身観察／重点観察

PCEC/ PSLS における Step5 の主な観察項目の要点を図 8 に示します。

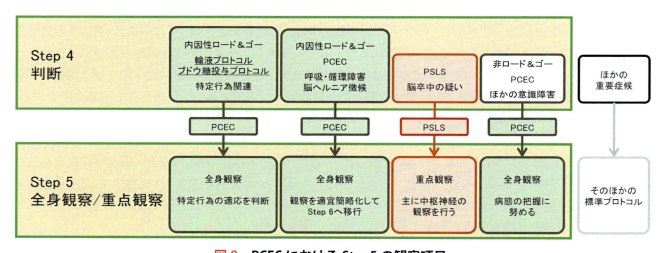

図 8　PCEC における Step5 の観察項目

5-3-6　Step6.　評価・ファーストコール・特定行為

Step1 ～ 6 までに行った観察および情報収集の結果を総合的に評価して病態を判断します。内因性ロード＆ゴーの適応と判断した場合は、三次医療機関または救命救急センターへファーストコールを行います。脳卒中の可能性が高いと判断した場合は、t-PA 治療が可能な医療機関へ速やかに搬送する必要があります。内因性ロード＆ゴーの適応ではない場合は、緊急度・重症度を判断して適切な医療機関へファーストコールを行います。医療機関への情報提供のポイントを表 20 に、情報提供の要点 (MIST) を表 21 に示します。輸液プロトコル (図 4)、またはブドウ糖投与プロトコル (図 5) の適応があると判断した場合は、併せて指示要請を行います。

5-3-7　Step7. 車内活動

Step7(車内活動)では、必要となる救急処置および継続観察を行います。内因性ロード＆ゴーを適応したため、Step5(全身観察/重点観察)を十分行えなかった場合は、全身観察または重点観察を車内で行います。症状や症候に基づいて継続観察を行い、症状や症候が変化した場合は必要に応じてStep2～5を改めて行ってください。必要に応じてセカンドコールを行います。

5-4　PSLS標準アルゴリズム

PSLS標準アルゴリズムの対象は、急性期の脳卒中傷病者です。ただし、脳卒中傷病者であっても、呼吸・循環に著しい障害を生じている場合はPCECアルゴリズム(図7)を適応します。図9にPSLS標準アルゴリズムを示します。PEMECとは異なり、PSLSではStep4(判断)において内因性ロード＆ゴーの適応と判断した場合であっても、Step6(評価・ファーストコール・特定行為)へは移行せず、そのままStep5(重点観察)を行うことに注意してください。この理由は、脳卒中

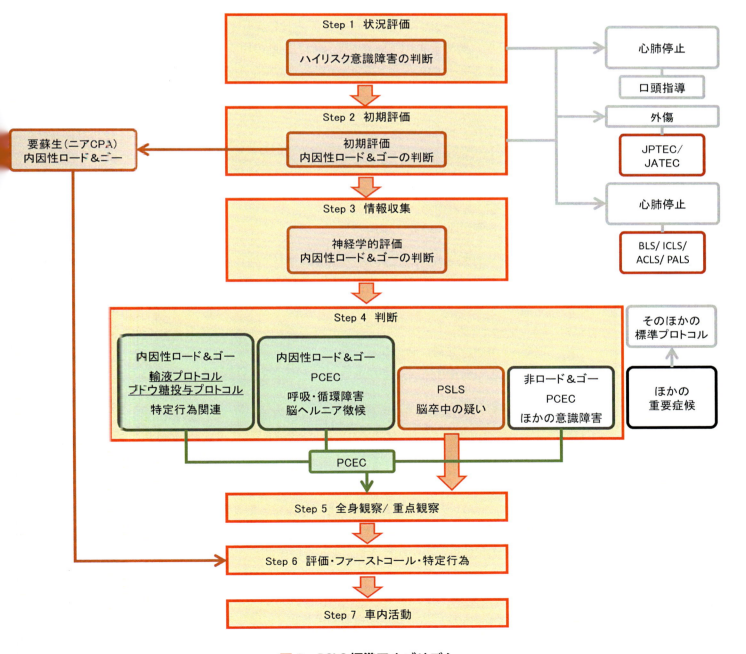

図9　PSLS標準アルゴリズム
(PSLSガイドブック2015.改訂第3版, p39, へるす出版, 東京, 2015より引用, 一部改変)

を疑う傷病者では、病態の把握や重症度判断のためには中枢神経を中心とした重点観察が必要となる場合が多いためです。ただし、Step4で内因性ロード＆ゴーの適応と判断した場合は、Step5以降は適宜簡略化して医療機関への搬送を急ぎます。

　原則として、POT Basic1 および 2 では PEMEC 標準アルゴリズムを、POT Basic3 では PCEC/PSLS 標準アルゴリズムを使用しますが、具体的な病態・症候が判断できるまでは PEMEC 標準アルゴリズムに基づいて活動します。

5-4-1　Step1～2.

　PSLS における Step1 および 2 の要点は、PCEC の項 (34頁) を参照してください。

5-4-2　Step3.　情報収集

　Step2 において内因性ロード＆ゴーの適応ではないと判断した場合、あるいは適切な救急処置によって内因性ロード＆ゴーの適応がなくなった場合は、Step3 で情報収集およびバイタルサインの測定を行って傷病者の病態・症候を判断します。傷病者に脳卒中を疑う場合は、CPSS(シンシナティ病院前脳卒中スケール) またはドロップテストを行って脳卒中の可能性を判断します。正確な発症時刻の把握に努めます。CPSS の観察項目と判断の目安を表 23 に示します。CPSS は、脳卒中かどうかを判断するために使用します。CPSS では脳卒中の重症度を判断できないことに注意してください。

表23　CPSS の観察項目と判断の目安

CPSS（シンシナティ病院前脳卒中スケール）	
顔のゆがみ（歯を見せるように、あるいは笑ってもらう）	
正常	顔が左右対称
異常	片側が他側のように動かない
上肢挙上（閉眼させ、10秒間上肢を挙上させる）	
正常	両側とも同様に挙上、あるいはまったく挙がらない
異常	一側が挙がらない、または他側に比較して挙がらない
構音障害（患者に話をさせる）	
正常	滞りなく正確に話せる
異常	不明瞭な言葉、間違った言葉、あるいはまったく話さない

判断の目安
- 3つの徴候のうち1つでもあれば、脳卒中の可能性は72%である
- CPSSは、脳卒中かどうかを判断するために使用する
- CPSSでは脳卒中の重症度を判断できない

5-4-3　Step4.　判断

　Step4(判断) では、Step1～3 までの結果を包括的に考慮したうえで、①輸液プロトコル (図 4) またはブドウ糖投与プロトコル (図 5) の適応があるかどうか、②内因性ロード＆ゴーを適応するかどうか、③脳卒中の可能性が高いかどうか、を判断します。

5-4-4　Step5.　全身観察／重点観察

　PCEC/ PSLS における Step5 の主な観察項目の要点を図 8 に示します。①輸液プロトコル (図 4) またはブドウ糖投与プロトコル (図 5) の適応があると判断した場合は、Step5 において特定行

為の適応を評価するための全身観察を行います。②内因性ロード＆ゴーの適応と判断した場合は、Step5における全身観察を適宜簡略化してStep6へ移行します。脳卒中の可能性が高いと判断した場合は、③PSLSを適応したうえでStep5では主に中枢神経を中心とした重点観察を行います。脳卒中の重症度を判断して、可能な場合は、発症時間と症候・病態からt-PAの適応があるかどうか評価してください。現在、運用されている脳卒中スケールにはさまざまな種類がありますが、KPSS(倉敷病院前脳卒中スケール)は脳卒中傷病者の重症度判定に優れており、医療機関選定にも有用です(表24)。KPSS 3～9点は、t-PA治療のよい適応となっています。

表24 KPSS(倉敷病院前脳卒中スケール)

倉敷病院前脳卒中スケール(Kurashiki Prehospital Stroke Scale, KPSS) 全障害(満点)は13点			
意識水準	覚醒状況 ・ 完全覚醒 ・ 刺激すると覚醒する ・ 完全に無反応	正常0点 1点 2点	
意識障害 (質問)	患者に名前を聞く ・ 正解 ・ 不正解	正常0点 1点	
運動麻痺	上肢麻痺	患者に目を閉じて、両手掌を下にして両腕を伸ばすように口頭、身ぶり手ぶり、パントマイムで指示	運動右手	運動左手
		・ 左右の両腕は並行に伸ばし、動かずに保持できる	正常0点	正常0点
		・ 手を挙上できるが、保持できず下垂する	1点	1点
		・ 手を挙上することができない	2点	2点
	下肢麻痺	患者に目を閉じて、両下肢をベッドから挙上するように口頭、身ぶり手ぶり、パントマイムで指示	運動右足	運動左足
		・ 左右の両下肢は動揺せず保持できる	正常0点	正常0点
		・ 下肢を挙上できるが、保持できず下垂する	1点	1点
		・ 下肢を挙上することができない	2点	2点
言語	患者に「今日はいい天気です」を繰り返して言うように指示 ・ はっきりと正確に繰り返して言える ・ 言語は不明瞭(呂律がまわっていない)、もしくは、異常である ・ 無言、黙っている、言葉による理解がまったくできない	 1点 2点	
		合計	点

5-4-5 Step6～7.

PSLSにおけるStep6および7の要点は、「5-3 PCEC標準アルゴリズム」の項(36頁)を参照してください。

6 POT Basic 1 循環

6-1 POT Basic 1 のスキャホールディングとコンピテンシー

インストラクターまたはプロバイダーなど（主催者）

POT Basic 1 のスキャホールディングおよびコンピテンシーの例を表 25 に示します。表 25 は、表 4（8 頁）を POT Basic 1 向けにアレンジしたものです。主催者は、表 25 に記載されている項目以外にも、新たにスキャホールディングまたはコンピテンシーを設定することができます。例としては、都道府県あるいは所属消防本部で採用されている MC（メディカルコントロール）プロトコルや、緊急度・重症度判断基準、搬送実施基準などが挙げられます。主催者は、受講者が救急救命士であるかどうか、経験年数がどの程度かを考慮したうえで、あらかじめ適切な難度（スキャホールディング 1～3）と明確な目標（コンピテンシー）を設定して受講者へ提示してください。併せて、主催者は教育技法（コーチングまたはティーチング）を選択します（20 頁表 9）。場合によっては、理解度や活動内容に応じて、トレーニングの途中で教育技法を変更することも考慮します。

表 25 POT Basic 1 のスキャホールディングおよびコンピテンシーの例

スキャホールディング	主なコンピテンシー
1. 推奨シナリオ　⑳、①、②、④ 2. 推奨プロトコル　PEMEC 3. トレーニング難度 ・スキャホールディング1　救急隊員 ・スキャホールディング2　救急救命士（現場経験＜5年） ・スキャホールディング3　救急救命士（現場経験≧5年） 4. 適切な判断・処置 ・ショックの判断と分類（フォレスター分類） ・必要となる救急救命処置の判断 ・ハイリスク傷病者の判断 ・ハイリスク症候（症状）の判断 ・内因性ロード＆ゴーの判断 ・緊急度・重症度の判断 ・搬送医療機関の決定 ・車内収容およびファーストコールのタイミング ・静脈路確保の適応 ・適切な車内活動とセカンドコールのタイミング 5. トレーニングへの介入 ・必要となる処置が誤っている・判断できない場合 ・必要となる処置を行うタイミングが誤っている場合 6. 実行可能で最良のコンピテンシー ・判断が正しかったどうか、判断のタイミングが適切だったかどうかをディスカッションで総括する ・必要となる処置が正しかったかどうか、処置を行うタイミングが適切だったかどうかをディスカッションで総括する	大項目 1. ショックの定義を理解している 2. ショックの病態を理解している 3. ショックの原因を理解している 4. ショックの症候・身体所見を理解している 5. ショックの分類（代替フォレスター分類）ができる 6. 傷病者のショックを判断できる 7. 必要となる救急救命処置（特定行為を含む）を判断できる 小項目 1. 状況評価におけるハイリスク傷病者の判断 2. ハイリスク症候（症状）の判断 3. 初期評価における内因性ロード＆ゴーの判断と処置 4. バイタルサインにおける内因性ロード＆ゴーの判断と処置 5. 症候別緊急度分類における内因性ロード＆ゴーの判断と処置 6. 緊急度・重症度判断と処置 7. 搬送医療機関の決定 8. 車内収容およびファーストコールのタイミング 9. 静脈路確保の判断と処置 10. 適切な車内活動とセカンドコールのタイミング

6-2　POT Basic 1 で使用するシナリオ

主催者

　POT Basic 1 で使用するシナリオは①、②、④です（5頁表3）。これらはすべて循環器疾患（急性心筋梗塞）です。このうち、シナリオ④（右心不全）は必須です。開催時間に余裕がない場合は、主催者はシナリオ①、②のどちらかを選択することができます。

　POT Basic 1 では、導入として、まずシナリオ⑳を実施してください。シナリオ⑳を行うことによって、受講者は POT Basic の流れを具体的に把握できますし、コンピテンシー大項目の理解が促進されます。受講者が既に POT を経験している場合や、時間的な余裕がない場合は、シナリオ⑳を省略することもできます。しかし、コンピテンシー大項目の理解を促進するために実施することを推奨します。

　表25 のコンピテンシー大項目に記載されているように、POT Basic 1 ではショックの病態理解に重点が置かれています。そのため、主催者は、シナリオ③（心室中隔穿孔）、⑤（僧帽弁閉鎖不全症）、⑦（大動脈解離に続発した心タンポナーデ）、⑰（緊張性気胸）、⑲（肺血栓塞栓症）、㉑㉒（敗血症性ショック）、㊲（アナフィラキシーショック）、㊳（神経原性ショック）などを POT Basic1 で実施することもできます。ただし、この場合の難度は高くなります。POT Basic 2 で扱う⑰以外のシナリオについては、POT ファシリテーターコースを参照してください。

6-3　POT Basic 1 で使用するプロトコル

主催者および受講者

　POT Basic 1 では、PEMEC プロトコルに基づいて活動を行います（30頁図6）。受講者は、あらかじめ PEMEC ガイドブック[注2]を参照しておくか、あるいは第4章および第5章の PEMEC 標準アルゴリズムを理解しておくなどの事前学習が必要となります。トレーニングに時間的な余裕がある場合は、主催者が PEMEC アルゴリズムを解説する時間を設けることで受講者の事前学習に換えることもできますが、学習効率を考慮すれば事前学習がより好ましいといえます。

6-4　POT Basic 1 ではショックおよび急性心筋梗塞に関する事前学習が必要

受講者

　受講者は、POT Basic 1 を受講する前に、事前学習として次項の「1. ショック」「2. 急性冠症候群 (ACS)」を理解しておく必要があります。ショックの定義、発生機序による分類、現症・身体所見、随伴症候、ショックのフォレスター分類を理解したうえで、ショックの病態および急性心筋梗塞傷病者に対する救急救命処置が判断できるようあらかじめ学習しておきます。トレーニングに時間的な余裕がある場合は、ショックおよび急性心筋梗塞の解説を主催者が行うことで受講者の事前学習に換えることもできますが、学習効率を考慮すれば事前学習がより好ましいといえます。

1 ショック

1．ショックの定義

　ショックとは、全身の組織・臓器の血液灌流量が減少した結果、正常な細胞活動を行えなくなった状態をいう。ショックは生体における急性・全身性の循環不全であり、ショックを生じている傷病者を放置すれば短時間で死亡する可能性がある。

2．ショックの分類

　ショックは、発生機序から、①循環血液量減少性ショック、②心原性ショック、③心外閉塞・拘束性ショック、④血液分布異常性ショック、の4種類に分類される（表26）。救急救命士にとって、ショックの発生機序を判断することと、ショックの病態を理解することはほぼ同義といえる。傷病者に生じたショックの病態が理解できれば、適切な救急救命処置を行うことができる。しかし、表26に示している心拍数や皮膚所見、外頸静脈怒張の有無だけで、ショックの発生機序や病態が理解できるわけではない（症例1）。実際には、意識状態やバイタルサイン（血圧、心拍数、SpO_2値など）、現症・身体所見、随伴症候、情報収集の結果などを総合的に判断する必要がある。そのため、ショックの病態を理解するには、ある程度の時間を要する場合が多い。適切な救急救命処置が遅れるとショック傷病者の状態は急速に悪化していくため、ショックの病態を理解するために費やすことができる時間は限られている。救急救命士は、できるだけ短時間でショックの発生機序や病態を理解して、適切な処置を判断し、これを遅延なく行うという難題に挑まなくてはならない。

表26　ショックの種類と病態の特徴

ショックの発生機序	心拍出量	末梢血管抵抗	心拍数	皮膚所見	外頸静脈怒張
① 循環血液量減少性ショック	↓	↑	↑	蒼白・冷汗	－
② 心原性ショック	↓	↑	↑または↓	蒼白・冷汗	－または＋
③ 心外閉塞・拘束性ショック	↓	↑	↑	蒼白・冷汗	＋
④ 血液分布異常性ショック					
1．敗血症性ショック	↑（末期は↓）	↓（末期は↑）	↑	発赤・熱感 末期は蒼白・冷汗	－
2．アナフィラキシーショック	↑または↓	↓	↑	発赤・熱感	－
3．神経原性ショック	↓	↓	↓	乾燥・温感	－
4．血管迷走神経反射	↓	↑	↓	蒼白・冷汗	－

症例1

　70歳、女性。トイレ中に突然の心窩部痛を生じて1時間以上続くため家族が救急要請した。救急隊到着時観察所見：意識 JCS 3。呼吸24回/分。脈拍112/分、整。血圧92/54mmHg。SpO_2値96％。体温36.5℃。傷病者は心窩部を押さえ苦悶様であり、ショックバイタル（四肢冷感、顔面蒼白、発汗）を認める。外頸静脈の怒張はない。この傷病者に生じたショックの発生機序は

表26の①と②のどちらだろうか？

3．ショックの原因と現症・身体所見

ショックの発生機序ごとに、主な原因と現症・身体所見の特徴を表27に示す。現症・身体所見からショックの原因を推定することができれば、ショックの発生機序や病態をある程度まで理解できる。ショックの発生機序や病態を判断するための情報としては、現症・身体所見以外にも、意識状態やバイタルサイン（血圧、心拍数、SpO_2値など）、随伴症候が重要である。外傷では受傷機転も参考になる。内因性疾患では、既往歴や現病歴、通院歴などの情報収集の結果も参考になる（症例2・3）。

表27　ショックの原因と現症・身体所見

ショックの発生機序	主な原因	現症・身体所見
① 循環血液量減少性ショック	出血	外傷、吐血/下血、激烈な腹痛/胸痛
	体液の喪失	頻回の嘔吐/下痢、熱中症
	体液分布異常	広範囲熱傷
② 心原性ショック	器質的心疾患	胸痛、呼吸困難、心雑音、湿性ラ音、心電図変化
	不整脈	高度な頻脈/徐脈、動悸、失神
③ 心外閉塞・拘束性ショック	緊張性気胸	胸部外傷、片側呼吸音消失、外頸静脈怒張、皮下気腫
	心タンポナーデ	前胸部打撲、胸内苦悶、外頸静脈怒張、奇脈、ベックの3徴
	肺血栓塞栓症	危険因子、呼吸困難、頻脈、胸痛、外頸静脈怒張
④ 血液分布異常性ショック	アナフィラキシー	投薬/食事/刺咬傷、全身皮膚の紅潮、呼吸困難
	敗血症	発熱、皮膚の発赤・熱感、重症感染症
	神経原性ショック	外傷、四肢麻痺/対麻痺、徐脈、頸部痛/背部痛
	血管迷走神経反射	誘因（疼痛/恐怖/驚愕）、気分不良、蒼白・冷汗、徐脈

症例2

70歳、女性。胃・十二指腸潰瘍で通院している。トイレ中に突然の心窩部痛を生じて1時間以上続くため家族が救急要請した。救急隊到着時観察所見：意識 JCS 3。呼吸 24回/分。脈拍 112/分、整。血圧 92/54mmHg。SpO_2値 96%。体温 36.5℃。傷病者は心窩部を押さえ苦悶様であり、ショックバイタル（四肢冷感、顔面蒼白、発汗）を認める。外頸静脈の怒張はない。この傷病者に生じたショックの発生機序は表26の①の可能性がある。

症例3

70歳、女性。高血圧・狭心症で通院している。トイレ中に突然の心窩部痛を生じて1時間以上続くため家族が救急要請した。救急隊到着時観察所見：意識 JCS 3。呼吸 24回/分。脈拍 112/分、整。血圧 92/54mmHg。SpO_2値 96%。体温 36.5℃。傷病者は心窩部を押さえ苦悶様であり、ショックバイタル（四肢冷感、顔面蒼白、発汗）を認める。外頸静脈の怒張はない。この傷病者に生じたショックの発生機序は表26の②の可能性がある。

4．ショックの随伴症候

ショックの随伴症候を表28に示す。ショックの原因となりうる具体的な随伴症候を認める場合は、疾患・診断名の推定を通じてショックの発生機序や病態が理解できる場合もある（症例4・5）。ショックの発生機序や病態を判断するための情報としては、随伴症候以外にも、意識状態やバイタルサイン（血圧、心拍数、SpO_2値など）、現症・身体所見が重要である。外傷では受傷機転も参考になる。内因性疾患では、既往歴や現病歴、通院歴などの情報収集の結果も参考になる（症例2・3）。

表28 ショックの随伴症候

随伴症候	疾患・診断	ショックの発生機序
吐血／下血	消化管出血	① 循環血液量減少性ショック
急激な腹痛	腹腔内／後腹膜出血	① 循環血液量減少性ショック
失神	不整脈	② 心原性ショック
	出血（消化管／体腔内）	① 循環血液量減少性ショック
	アナフィラキシー	④ 血液分布異常性ショック
発熱	敗血症	④ 血液分布異常性ショック
徐脈	徐脈性不整脈	② 心原性ショック
	頸髄損傷、血管迷走反射	④ 血液分布異常性ショック
皮膚紅潮	アナフィラキシー	④ 血液分布異常性ショック
外頸静脈怒張	右心不全	② 心原性ショック
	緊張性気胸、心タンポナーデ、肺血栓塞栓症	③ 心外閉塞・拘束性ショック
胸痛・胸内苦悶	急性心筋梗塞	② 心原性ショック
	急性大動脈解離	① 循環血液減少性ショック ② 心原性ショック ③ 心外閉塞・拘束性ショック
	肺血栓塞栓症、心タンポナーデ	③ 心外閉塞・拘束性ショック

症例4

70歳、女性。胃・十二指腸潰瘍で通院している。トイレ中に突然の心窩部痛を生じて1時間以上続くため家族が救急要請した。救急隊到着時観察所見：意識JCS 3。呼吸24回／分。脈拍112／分、整。血圧92/54mmHg。SpO_2値96％。体温36.5℃。傷病者は心窩部を押さえ苦悶様であり、ショックバイタル（四肢冷感、顔面蒼白、発汗）を認める。外頸静脈の怒張はない。トイレに大量の黒色便を確認した。この傷病者に生じたショックの発生機序は表26の①の可能性が高い。

症例5

70歳、女性。高血圧・狭心症で通院している。トイレ中に突然の心窩部痛を生じて1時間以上続くため家族が救急要請した。救急隊到着時観察所見：意識JCS 3。呼吸24回／分。脈拍112／分、整。血圧92/54mmHg。SpO_2値96％。体温36.5℃。傷病者は心窩部を押さえ苦悶様であり、ショックバイタル（四肢冷感、顔面蒼白、発汗）を認める。外頸静脈の怒張はない。心電図でST上昇を認めた。この傷病者に生じたショックの発生機序は表26の②の可能性が高い。

5．ショックの病態が判断できない場合

ショックを疑う傷病者の意識状態やバイタルサイン、現症・身体所見（皮膚所見および外頸静脈怒張の有無）、随伴症候、情報収集の結果などを総合的に判断しても、ショックの発生機序ま

たは病態を理解できないことがある（症例6）。こうした状況では、より詳細な全身観察・重点観察を行って病態理解に努めることになるが、この間、傷病者に必要な処置が判断できない、処置を行うまでの時間が延長する、医療機関への搬送開始が遅延する、といったジレンマが生じる（病態理解のジレンマ）。ショックを放置すれば傷病者は短時間で死亡する可能性があるので、病態が理解できない場合であっても、適切な救急救命処置を遅延なく行うための戦略が必要となる。

症例6

70歳、女性。胃・十二指腸潰瘍および高血圧・狭心症で通院している。トイレ中に突然の心窩部痛を生じて1時間以上続くため家族が救急要請した。救急隊到着時観察所見：意識 JCS 3。呼吸24回/分。脈拍112/分、整。血圧 92/54mmHg。SpO_2 値96%。体温 36.5℃。傷病者は心窩部を押さえ苦悶様であり、ショックバイタル（四肢冷感、顔面蒼白、発汗）を認める。外頸静脈の怒張はない。トイレに黒色便を認めない。心電図にST変化を認めない。この傷病者に生じたショックの発生機序は表26の①と②のどちらだろうか？

6．心原性ショックか、それとも非心原性ショックか？

救急救命士は、ショックの発生機序や病態を理解する際、「心原性ショックかどうか」を判別することが重要であると考える傾向がある。その理由は、おそらく心原性ショックと心原性以外のショック（非心原性ショック）では、救急救命処置の適応がまったく異なると考えているためだ。例えば、①循環血液減少性ショック（症例4）における基本的な体位管理はショック体位であるのに対して、②心原性ショック（症例5）における基本的な体位管理はファウラー位であるなど、②心原性ショックでは体位管理の基本が異なる。輸液プロトコルも影響を与えている可能性がある。例えば、①出血性ショック［循環血液減少性ショック（症例4）］は輸液プロトコルの適応（28頁図4）だが、②心原性ショック（症例5）には基本的に輸液プロトコルの適応がない（図4）。

しかし、症例6で示したように、実際の救急現場では、心原性ショックと非心原性ショックは明確に判別できない場合の方がむしろ多い。生活習慣病を中心に複数の疾患を抱える高齢者では、特にこの傾向が強い。このままでは、ショックの発生機序や病態に基づいて適切な救急救命処置を判断するよう努めても、心原性ショックの可能性が少しでも残ってしまうと、その途端に適切な救急救命処置が判断できなくなってしまうことになる（病態理解のジレンマ）。現場経験が浅い救急救命士なら誰でも体験するこの「病態理解のジレンマ」を解消して、適切な処置を遅延なく判断するには、どうしたらよいだろうか？

7．心原性ショックは4種類ある

病態理解のジレンマを解決する方法の1つは、医療機関で行う②心原性ショックの治療方針を知っておくことだ。医療機関では、基本的に、心原性ショックを4種類に分類して治療する。言い方を変えれば、心原性ショックには4種類あって、それぞれ治療方針が違う。病態理解のジレンマが生じる理由は、ほとんどの場合、心原性ショックの種類が1つだけで、処置および治療も1つだけだと誤解していることに由来している。「フォレスター分類」は、肺動脈カテーテル検査をもとにした、最も基本的な急性心不全の分類方法であり、治療方針を決定するために行う（表29）。この単純な分類と明確な治療方針は、現場活動におけるショック傷病者にも広く適応できる。

表29　フォレスター分類の特徴

フォレスター分類

「肺うっ血と末梢循環不全」

- 肺動脈カテーテル検査から、心不全を4種類に分類
- 治療方針を決定できる、心不全の優れた分類方法
- 身体所見から、代替フォレスター分類によるショックの再分類が可能
- 救急現場では、肺炎など肺疾患との判別が必要な場合がある

8．フォレスター分類

　フォレスター分類は、肺動脈カテーテル(スワン‐ガンツカテーテル)検査に基づいて、心臓のポンプ失調を4種類(Ⅰ～Ⅳ群)に分類する。もともとは急性心筋梗塞の分類であったが、現在では急性心不全(ショック)や、慢性心不全の急性増悪にも使用されている。フォレスター分類では、あらかじめ4群(Ⅰ～Ⅳ群)それぞれに適切な治療方針が定められており、急性心不全を4群のいずれかに分類すれば、治療方針が決定できる。

　図10にフォレスター分類の概要を示す。フォレスター分類では、横軸に肺動脈楔入圧(mmHg)[注8]を、縦軸に心係数(L/分/m²)[注9]をとって図を作成する。肺動脈楔入圧18mmHgおよび心係数2.2L/分/m²を境界として、この表を4つに分割する。この4つの群(Ⅰ～Ⅳ群)が、フォレスター分類における急性心不全の分類である。医療機関における治療方針は、Ⅰ～Ⅳ群でそれぞれ異なっている。

注8 肺動脈楔入圧
肺動脈カテーテルを静脈から右心房を介して肺動脈まで挿入し、バルーンを膨らませて肺動脈を閉鎖したときの、カテーテル先端の圧。左心房圧または左室の拡張終末期圧を反映するため、左心系の機能評価や心不全の診断に用いる。正常値は2～15mmHg。フォレスター分類では、肺動脈楔入圧18mmHg以上では肺うっ血ありと判断する。20mmHgを超えると聴診で湿性ラ音を認めることが多い。

注9 心係数
ヒトの心拍出量(L/分)を、ヒトの体表面積(m²)で割った値。心拍出量は体格による個人差が大きいので、体表面積をもとに、1m²あたりの心拍出量に標準化した値。成人男性の心拍出量は約5L/分、体表面積は約1.8m²なので、標準的な心係数はおよそ2.8L/分/m²である。フォレスター分類では、心係数2.2L/分/m²未満を末梢循環不全と判断する。普通、心係数が低下すればするほど、ショックバイタル(顔面蒼白、四肢冷感、発汗など)を生じやすくなる。

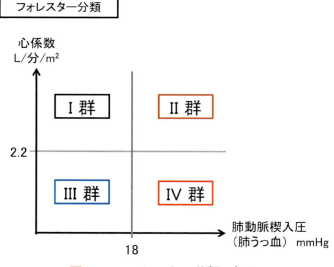

図10　フォレスター分類の概要

9．フォレスター分類Ⅰ群の治療

フォレスター分類Ⅰ群の主な身体所見と治療を図11に示す。Ⅰ群では、肺動脈楔入圧は18mmHg未満であり、肺うっ血を認めない。心係数は2.2L/分/m²以上あるので末梢循環不全を認めない。このため、Ⅰ群で行うべき循環器系の治療はない。主訴や症候、身体所見に応じて対症療法を行う。例えば、痛みや不安が強い場合は、鎮痛薬または鎮静薬を投与して経過を観察する。Ⅰ群は、Ⅱ～Ⅳ群における治療の目標になっており、Ⅱ～Ⅳ群の治療はⅠ群へ移行することを目標にして行われる。

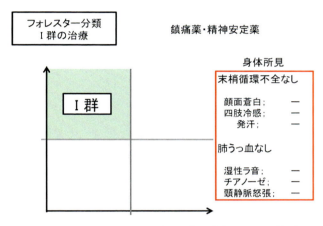

図11　フォレスター分類Ⅰ群の身体所見と治療

10．フォレスター分類Ⅱ群の治療

フォレスター分類Ⅱ群の主な身体所見と治療を図12に示す。Ⅱ群では、肺動脈楔入圧は18mmHg以上あり、肺うっ血を認める。しかし、心係数は2.2L/分/m²以上あり、末梢循環不全を認めない。Ⅱ群では、左心系への前負荷が増加して肺うっ血を生じているが、左心の駆出量は正常なので末梢循環不全はない。そのため、肺動脈楔入圧が低下すれば(前負荷が軽減すれば)、肺うっ血も軽減して傷病者のショックはⅡ群からⅠ群へ移行する。したがって、Ⅱ群を治療するための第1選択薬は「利尿薬」、第2選択薬は「血管拡張薬」である。

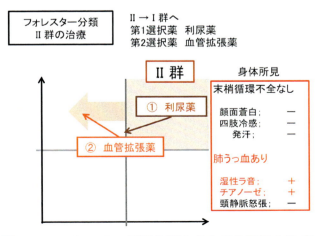

図12　フォレスター分類Ⅱ群の主な身体所見と治療

11．フォレスター分類 III 群の治療

フォレスター分類 III 群の主な身体所見と治療を図 13 に示す。III 群では、肺動脈楔入圧は 18mmHg 未満で肺うっ血を認めない。しかし、心係数は 2.2L/ 分 / m² 未満で末梢循環不全を認める。III 群では、左心系への前負荷が減少しているので肺うっ血はないが、左心系への血液還流量が減少した結果、左心の駆出量が減少して末梢循環不全を生じている。左心系への血液還流量が増加すれば、左心の駆出量も増加するため、末梢循環不全が改善して傷病者のショックは III 群から I 群へ移行する。したがって、III 群を治療するための第 1 選択薬は「輸液」、第 2 選択薬は「強心薬」である。心原性ショックであっても、フォレスター分類 III 群には輸液の適応がある。

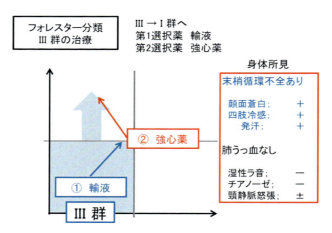

図 13　フォレスター分類 III 群の身体所見と治療

12．フォレスター分類 IV 群の治療

フォレスター分類 IV 群の主な身体所見と治療を図 14 に示す。IV 群では、肺動脈楔入圧は 18mmHg 以上で肺うっ血を認める。心係数は 2.2L/ 分 / m² 未満で末梢循環不全を認める。IV 群では、左心系への前負荷が増加して肺うっ血を生じており、加えて左心系の駆出量も減少しているため末梢循環不全を合併している。IV 群では、まず左心系の駆出力改善を図り、傷病者のショックを IV 群から II 群へ移行させることを目標に治療を行う。この後、II 群のショックの場合と同じように、肺うっ血を軽減させて II 群から I 群へ移行することを目標に治療を行う。したがって、

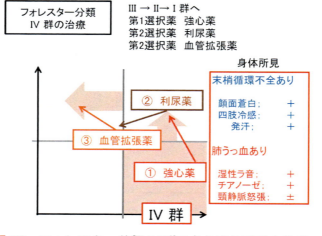

図 14　フォレスター分類 IV 群の主な身体所見と治療

IV 群を治療するための第 1 選択薬は「強心薬」であり、II 群へ入ってから行う治療としての第 2 選択薬は「利尿薬」、第 3 選択薬は「血管拡張薬」である。

13. 救急現場におけるフォレスター分類の意味

フォレスター分類は医療機関における肺動脈カテーテル検査に基づいた分類なので、救急現場ではフォレスター分類は当然利用できない。加えて、フォレスター分類はそもそも心不全(心原性ショック)の分類なので、心原性ショック以外のショック(非心原性ショック)への適応を想定していない。それでも、フォレスター分類に基づいて、主なショックを改めて分類し直してみると、救急現場におけるショックの理解に関して、いくつかの視点が得られる。ショックの発生機序と主な身体所見、処置とフォレスター分類との関係を表 30 に示す。

表 30　ショックの発生機序と主な身体所見、処置とフォレスター分類との関係

ショックの発生機序	ショックバイタル	湿性ラ音	外頸静脈怒張	体位管理	輸液の適応	フォレスター分類
① 循環血液量減少性ショック	あり	なし	なし	ショック体位	あり	III
② 心原性ショック						
1. 右心不全	あり	なし	あり	ショック体位	あり	III
2. 左心不全	あり	あり	なし	ファウラー位	なし	IV
3. 慢性心不全	あり	あり	あり	ファウラー位	なし	IV
③ 心外閉塞・拘束性ショック	あり	なし	あり	ショック体位	あり	III
④ 血液分布異常性ショック						
1. 敗血症性ショック	なし	なし	なし	症候による	症候による	I
2. アナフィラキシーショック	なし	なし	なし	症候による	症候による	I
3. 神経原性ショック	なし	なし	なし	仰臥位	症候による	I
4. 血管迷走神経反射	あり	なし	なし	ショック体位	あり	III

14. 代替フォレスター分類と身体所見

心係数が低下すればするほど末梢循環不全を生じやすくなる。救急現場における観察所見では、ショックバイタル(顔面蒼白、四肢冷感、発汗)が末梢循環不全の代替になりうる。また、肺動脈楔入圧が高くなればなるほど肺うっ血を生じやすくなる。救急現場における観察所見では、湿

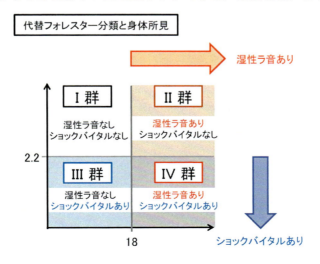

図 15　代替フォレスター分類と身体所見の関係

性ラ音 (断続性ラ音、コースクラックル) が肺うっ血の代替になりうる。そこで、ショックバイタルと湿性ラ音の組み合わせから、フォレスター分類の代替 (代替フォレスター分類) を試みる。図 15 に代替フォレスター分類と身体所見の関係を示す。

15．代替フォレスター分類 I 群に分類されるショック（表 31、図 16）

　湿性ラ音なし、ショックバイタルなしのショック。ここに分類されるショックには、④血液分布異常性ショックのうち、1．敗血症性ショック (初期)、2．アナフィラキシーショック、3．神経原性ショック、がある。I 群で行うべき治療、あるいは I 群で行ってはいけない治療はない。I 群に分類されるショックでは、傷病者の訴え (主訴) や症候、あるいは身体所見に応じて必要な処置を判断する。

16．代替フォレスター分類 III 群に分類されるショック（表 31、図 16）

　湿性ラ音なし、ショックバイタルありのショック。ここに分類されるショックには、①循環血液減少性ショック、②心原性ショックのうち、1. 右心不全 (右冠動脈閉塞による急性心筋梗塞)、③心外閉塞・拘束性ショック、④血液分布異常性ショックのうち、4．血管迷走神経反射、がある。III 群治療の第 1 選択薬は「輸液」なので、I 群に分類されるショックには輸液プロトコルの適応がある。体位管理の基本はショック体位である。

17．代替フォレスター分類 IV 群に分類されるショック（表 31、図 16）

　湿性ラ音あり、ショックバイタルありのショック。ここに分類されるショックには、②心原性ショックのうち、2. 左心不全 (左冠動脈閉塞による急性心筋梗塞)、3. 慢性心不全、がある。IV 群治療の第 1 選択薬は「強心薬」だが、救急現場で強心薬は使用できない。肺うっ血による湿性ラ音があるため、IV 群に分類されるショックには、II 群と同様、輸液プロトコルの適応はない。IV 群治療の第 2 選択薬は「利尿薬」、第 3 選択薬は「血管拡張薬」なので、体位管理の基本はファウラー位である。

表 31　代替フォレスター分類に基づいた処置とショックの再分類

	I 群	II 群
身体所見	湿性ラ音なし ショックバイタルなし	湿性ラ音あり ショックバイタルなし
処置	症候による	ファウラー位 輸液の適応なし
発生機序	④ 1. 敗血症性ショック ④ 2. アナフィラキシーショック ④ 3. 神経原性ショック（仰臥位）	

	III 群	IV 群
身体所見	湿性ラ音なし ショックバイタルあり	湿性ラ音あり ショックバイタルあり
処置	ショック体位 輸液の適応あり	ファウラー位 輸液の適応なし
発生機序	① 循環血液量減少性ショック ② 1. 右心不全 ③ 心外閉塞・拘束性ショック ④ 4. 血管迷走神経反射	② 2. 左心不全 ② 3. 慢性心不全

18．2つの身体所見から、ショックに必要な処置が判断できる

　これまで述べてきたように、フォレスター分類は心不全の治療方針を決定するために行う分類である。しかし、これを身体所見で置き換えた場合、すべてのショックにおいて代替フォレスター分類の使用を考慮できる。ショックの発生機序がまったく異なる場合であっても、代替フォレスター分類において同じ群に分類されるショックでは、必要となる救急救命処置は共通して同じになる（表31）。
　代替フォレスター分類と、基本的な体位管理および輸液プロトコルの適応の例を図16に示す。

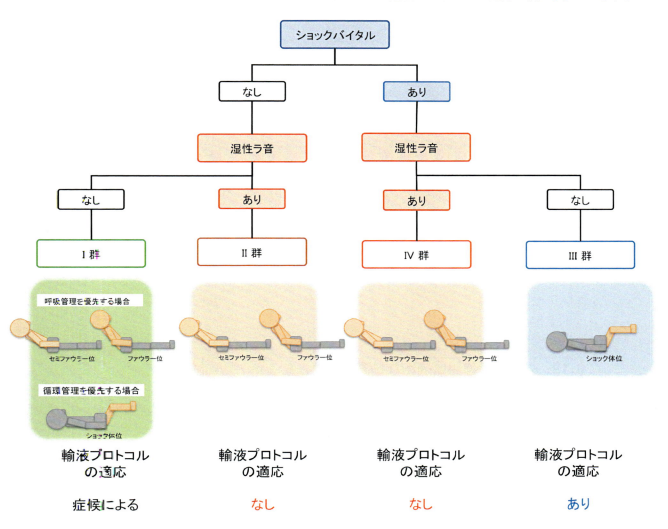

図16　代替フォレスター分類と基本的な体位管理および輸液プロトコルの適応の例

　救急現場におけるショックに対して、代替フォレスター分類を用いてショックを分類する利点は、ショックの発生機序や病態を理解できない状況であっても、ショックバイタルと湿性ラ音の組み合わせから、必要な処置を短時間で判断できる点にある（症例7・8）。言い方を変えれば、ショックを疑う傷病者では、必ずこの2つの身体所見（ショックバイタルおよび湿性ラ音の有無）を観察しなくてはならない。もちろん、病態を理解するためには、より詳細な全身観察/重点観察が必要となる場合が多い。しかし、全身観察/重点観察は、適切な処置を迅速に判断して遅延なく行った後に、改めて行えばよい。
　肺炎などの呼吸器疾患でも、湿性ラ音などの呼吸副雑音を聴取する。そのため、代替フォレスター分類II、IV群との判別が必要となる（46頁表29）。しかし、肺炎における湿性ラ音は局所性である、左右非対称であるなど、肺うっ血で生じる湿性ラ音とは特徴が異なるほか、咳や発

熱などの感染徴候を伴うことから判別できる。呼吸器疾患における呼吸副雑音の詳細は、「POT Basic 2　呼吸」(81頁)を参照されたい。

症例7

　70歳、女性。胃・十二指腸潰瘍および高血圧・狭心症で通院している。トイレ中に突然の心窩部痛を生じて1時間以上続くため家族が救急要請した。救急隊到着時観察所見：意識 JCS 3。呼吸 24回/分。脈拍 112/分、整。血圧 92/54mmHg。SpO₂値 96%。体温 36.5℃。傷病者は心窩部を押さえ苦悶様であり、ショックバイタル(四肢冷感、顔面蒼白、発汗)を認める。外頸静脈の怒張はない。トイレに黒色便を認めない。心電図に ST 変化を認めない。呼吸音に異常はない。この傷病者に生じたショックの発生機序は表30 ①または② 1. 右心不全の可能性が高い。リザーバー付き酸素マスクで大量酸素投与を開始した。傷病者に楽な姿勢を聞いたうえで、体位管理はショック体位とした。輸液プロトコルの適応があると判断した。

症例8

　70歳、女性。胃・十二指腸潰瘍および高血圧・狭心症で通院している。トイレ中に突然の心窩部痛を生じて1時間以上続くため家族が救急要請した。救急隊到着時観察所見：意識 JCS 3。呼吸 24回/分。脈拍 112/分、整。血圧 92/54mmHg。SpO₂値 96%。体温 36.5℃。傷病者は心窩部を押さえ苦悶様であり、ショックバイタル(四肢冷感、顔面蒼白、発汗)を認める。外頸静脈の怒張はない。トイレに黒色便を認めない。心電図に ST 変化を認めない。聴診で全肺野に湿性ラ音を聴取する。この傷病者に生じたショックの発生機序は表30 ② 2. 左心不全の可能性が高い。リザーバー付き酸素マスクで大量酸素投与を開始した。傷病者に楽な姿勢を聞いたうえで、体位管理は起坐位とした。輸液プロトコルの適応はないと判断した。

19．外頸静脈怒張は適切な処置の根拠となるか？

　外頸静脈怒張は、② 1. 右心不全や、② 3. 慢性心不全、③心外閉塞・拘束性ショック、などで生じる(表30)。外頸静脈怒張の有無は、ショックの発生機序や病態を理解する際には特に重要な身体所見の1つとなる。例えば、下血による出血性ショックと、右冠動脈の急性心筋梗塞による右心不全を判別する際には、外頸静脈の観察が有用である。しかし、外頸静脈怒張の有無を根拠に、適切な処置を判断するのは難しい。例えば、下血による出血性ショックには外頸静脈怒張はないが、右冠動脈の急性心筋梗塞による右心不全では外頸静脈怒張を生じる。しかし、どちらにも輸液プロトコルおよびショック体位が適応となる(表30、図16)。したがって、外頸静脈怒張の有無は、適切な処置の根拠にはなりにくい。

20．キリップ分類による心不全の判断

　キリップ分類は、聴診所見(心音または呼吸音)に基づいて、心不全の重症度を4つの型(I～IV型)に分類する(表32・33)。キリップ分類は、聴診所見(心音または呼吸音)だけで心不全の重症度を判断できる優れた分類方法であり、救急現場でも活用できる(表33)。キリップ分類では、フォレスター分類 II、IV 型の心不全(心原性ショック)だけを対象にしており、フォレスター分類 I、III 型の心不全は含まれない(図15)。
　救急現場では、肺うっ血(湿性ラ音)を生じている心不全(心原性ショック)を判断できることが何よりも重要である。救急隊員は、湿性ラ音を伴うショックが判断できるよう訓練を受ける

表32 キリップ分類の特徴

キリップ分類

「聴診(心音または呼吸音)による心不全の判断」

- 聴診所見から、心不全を4つに分類
- 聴診所見だけで心不全の重症度を決定できる
- 救急現場では、心音(Ⅲ、Ⅳ音)は聴取が困難である
- 聴診所見による分類のため、肺うっ血がない心不全は評価できない

表33 キリップ分類の概要

キリップ分類

分類	定義	所見
Ⅰ型	心不全の所見なし	
Ⅱ型	軽度〜中程度の心不全	背部下肺野に湿性ラ音 聴診でⅢ音
Ⅲ型	高度の心不全(肺水腫)	全肺野に湿性ラ音 聴診でⅣ音
Ⅳ型	心原性ショック	心不全

べきである。救急救命士は、ショックの基本的な活動方針を判断する際、ショックバイタルと湿性ラ音の組み合わせが有用であることを理解しておく。

21. 不整脈による心不全

ロワン分類は、不整脈の特徴から、危険な不整脈を6種類(0〜Ⅴ)に分類している(表34)。ロウン分類Ⅲ以上の不整脈は、いつでも致死性不整脈(トルサード-ド-ポアンツ、VT、VF)に

表34 ロウン分類の概要

ロウン分類

危険な不整脈

ロワン分類のⅢ以上

- 多源性心室性不整脈
- 心室性不整脈の連発
- R on T

- トルサード-ド-ポアンツ
- VT(心室頻拍)
- VF(心室細動)

ロウン分類	不整脈
0	不整脈なし
Ⅰ	一源性 心室性不整脈 1時間に30個未満
Ⅱ	一源性 心室性不整脈 1時間に30個以上
Ⅲ	多源性 心室性不整脈
Ⅳ	心室性不整脈 連発
Ⅴ	R on T

移行する可能性がある危険な不整脈である。ロウン分類Ⅲでは、QRS波形が異なる心室性不整脈を2種類以上認める。ロウン分類Ⅳでは、心室性不整脈が連続して2回(2連発)以上続く。ロウン分類Ⅴでは、T波に重なってQRS波形を認める。これらロウン分類Ⅲ以上の不整脈では、重篤な心不全を合併する場合がある(不整脈性心不全)。傷病者にこれら危険な不整脈を認める場合は、基本的な体位管理を仰臥位としたうえで大量酸素投与を行い、心電図を継続的にモニターする。除細動パッドを装着して除細動に備える。

2 急性冠症候群 (ACS)

1. 急性冠症候群 (ACS) の定義

　冠動脈に形成された粥腫が破綻するか、冠動脈のれん縮によって内膜に損傷を生じると、冠動脈内に血栓が生成される。この血栓によって冠動脈血流量が減少する病態を総称して、急性冠症候群 (acute coronary syndrome ; ACS) という。急性冠症候群には、急性心筋梗塞 (acute myocardial infarction ; AMI)、不安定狭心症 (unstable angina ; UA)、虚血性心臓突然死が含まれる (表35)。急性冠症候群は虚血性心疾患の中でも特に緊急性が高く、専門医による治療が重要となる。そのため、救急現場では必要となる処置を迅速に行ったうえで、適切な医療機関へ遅延なく搬送しなくてはならない。

表35 急性冠症候群 (ACS)

急性冠症候群 (ACS)

急性心筋梗塞 (AMI)
ST上昇型心筋梗塞 (STEMI)
非ST上昇型心筋梗塞 (NSTEMI)
＋
不安定狭心症 (UA)
＋
虚血性心臓突然死

ACSにはST上昇を伴わない場合がある

2. 急性冠症候群 (ACS) の特徴

　状況評価において、①40歳以上、②男性、③持続する胸痛 (放散痛を伴う)、④ショックバイタル、では急性冠症候群 (ACS) を疑う。不安定狭心症 (UA) および急性心筋梗塞 (AMI) の特徴を表36に示す。不安定狭心症の一部と、非ST上昇型心筋梗塞 (NSTEMI) では、ST上昇を認めない場合がある。

表36 不安定狭心症 (UA) および急性心筋梗塞 (AMI) の特徴

不安定狭心症と心筋梗塞	心電図変化		期間	心筋壊死	血中CK値上昇
不安定狭心症（UA）	ST低下、または上昇		一過性	なし	なし
急性心筋梗塞（AMI）	ST上昇型心筋梗塞（STEMI）	ST上昇	持続性	あり	あり
	非ST上昇型心筋梗塞（NSTEMI）	ST低下	持続性	あり	あり

3．ST上昇型心筋梗塞 (STEMI) における心電図変化

　冠動脈の走行を図17に示す。急性冠症候群が発症すると、虚血や梗塞を生じた部位へ向かうベクトルの心電図誘導でSTが変化する（図18）。そのため、病変部位に応じて、ST変化を生じる心電図誘導の組み合わせが変化する。四肢誘導 (I、II、III および aVR、aVL、aVF) では、主に前額面上の病変でST変化を生じる（図18）。胸部誘導 (V1～V6) では、主に水平面上の病変でST変化を生じる（図18）。右冠動脈の急性心筋梗塞における特徴を図19に示す。右冠動脈の急性心筋梗塞では下壁梗塞を生じるが、このとき前額面上にある心電図誘導 (四肢誘導) のうち、下向き (尾側) のベクトルをもつ II、III、aVF でST変化を生じる。左冠動脈前下行枝の急性心筋梗塞における特徴を図20に示す。左冠動脈前下行枝の急性心筋梗塞では前壁梗塞を生じるが、このとき水平面上にある心電図誘導 (胸部誘導) のうち、前向き (腹側) のベクトルをもつV1～V4でST変化を生じる。左冠動脈回旋枝の急性心筋梗塞における特徴を図21に示す。左冠動脈回旋枝の急性心筋梗塞では側壁梗塞を生じるが、このとき水平面上にある心電図誘導 (胸部誘導) のうち、左前向きのベクトルをもつV5～V6でST変化を生じる。前額面上にある心電図誘導 (四肢誘導) のうち、左向きのベクトルをもつI、aVLにもST変化を生じる場合がある。

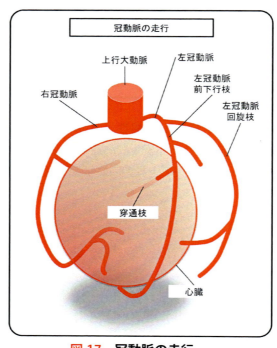

図17　冠動脈の走行

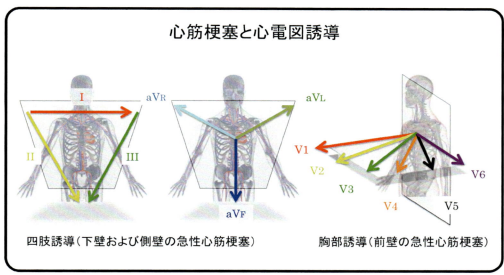

図 18　心筋梗塞と心電図誘導

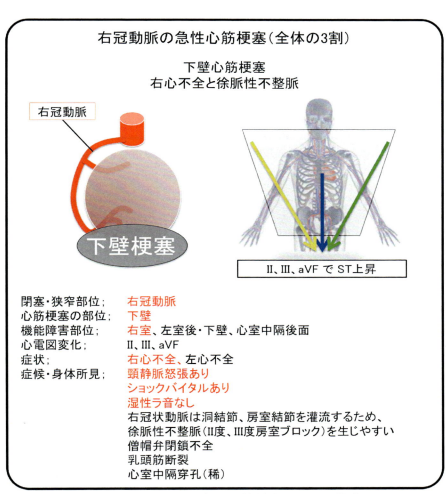

図 19　右冠動脈の急性心筋梗塞における特徴

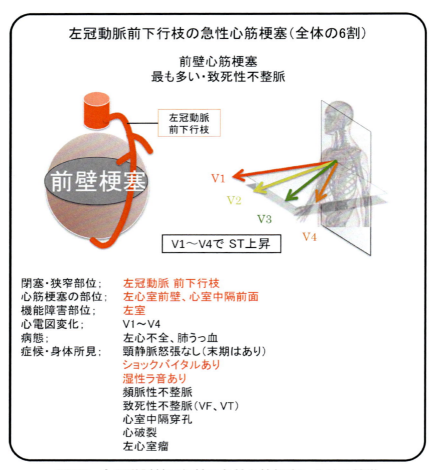

図20　左冠動脈前下行枝の急性心筋梗塞における特徴

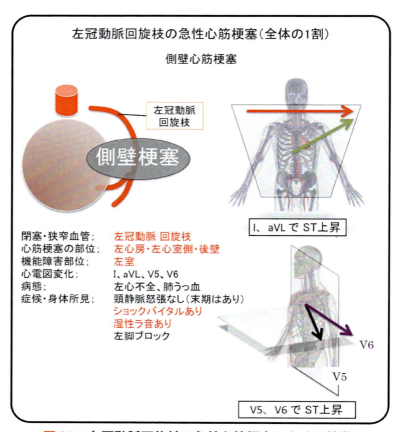

図21　左冠動脈回旋枝の急性心筋梗塞における特徴

4. 急性冠症候群のST変化は見逃す場合が多い

急性心筋梗塞のうち、前壁心筋梗塞は最も頻度が高く、急性心筋梗塞全体のおよそ6割を占める。前壁心筋梗塞では胸部誘導(V1〜V4)においてST変化を生じる(図20)。半自動式除細動器で使用する3極心電図は疑似四肢誘導(I、II、III)であり、胸部誘導はモニターできない。残念なことに、3極心電図だけでは前壁心筋梗塞のST変化を見逃す可能性がある。下壁心筋梗塞は前壁梗塞に次いで頻度が高いが、急性心筋梗塞全体に占める割合は3割に過ぎない。下壁心筋梗塞では四肢誘導(II、III、aVF)においてST変化を生じる(図19)。そのため、3極心電図でも下壁心筋梗塞におけるST変化を確認できる。側壁心筋梗塞の頻度は低く、急性心筋梗塞全体に占める割合は1割に過ぎない。側壁心筋梗塞では胸部誘導(V5〜V6)においてST変化を生じる(図21)。四肢誘導(I、aVL)でもST変化を生じるが、特異的ではない場合が多い。残念なことに、3極心電図では側壁心筋梗塞のST変化でさえ見逃す場合がある。したがって、疑似四肢誘導(I、II、III)を使用する救急現場では、普通、急性心筋梗塞に伴うST変化の6〜7割を見逃す可能性がある。これは救急救命士の能力に問題があるためではなく、心電図誘導の特性によるところが大きい。疑似四肢誘導(I、II、III)におけるST変化がなくても、急性冠症候群を否定してはならない。救急車内で12誘導心電図が記録できれば、救急現場の大きな力となる。12誘導心電図が記録できない場合は、図19〜21に示した症候・身体所見を参考にして、総合的に判断するよう努力する。

5. 前壁梗塞を捉えるための工夫

NASA誘導では、右上肢(赤)誘導を胸骨上縁に、左側胸部(緑)誘導を胸骨下縁に貼付してII誘導をモニターする。このNASA誘導は疑似V2誘導となるため、前壁梗塞によるST変化をモニターできる可能性がある(図22)。また、NASA誘導は筋電図の混入が少ないため、ふるえがある場合や、痙攣がある場合でも、比較的ノイズが少ない心電図波形を得ることができる。MCL誘導では、右上肢(赤)誘導を左肩に、左上肢(黄)誘導を右肩に貼付したうえで、左側胸部(緑)誘導を胸部誘導電極(V1〜V6)と同じ部位に貼付してII誘導をモニターする。このMCL誘導は疑似V1〜V6誘導となるため、前壁梗塞(V1〜V4)および側壁梗塞(V5〜V6)によるST変化をモニターできる可能性がある(図22)。ただし、傷病者に必要な処置を判断する場合は、ST変化

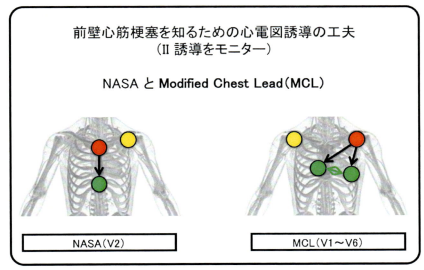

図22 NASA誘導とMCL誘導

の有無をもとに判断するよりも、症候・身体所見をもとに判断した方がよい。疑似誘導を記録するために、時間を浪費することのないよう注意する。

6．ST 上昇の経時変化とマーカー

ST 上昇型心筋梗塞 (STEMI) における ST 変化、および生化学検査におけるマーカーの経時変化を図 23 に示す。発症直後 (超急性期) における心電図変化は T 波の増高だけであり、典型的な ST 上昇を示すのは発症後数時間経過した後であることに注意する。クレアチニンキナーゼ (CK-MB) は心筋逸脱酵素、トロポニンは心筋逸脱蛋白質であり、いずれも心筋梗塞において血中濃度が上昇する。医療機関では、12 誘導心電図検査と並行して血液生化学検査を行い、クレアチニンキナーゼ (CK-MB) およびトロポニン血中濃度と合わせて、急性心筋梗塞の診断を行う。

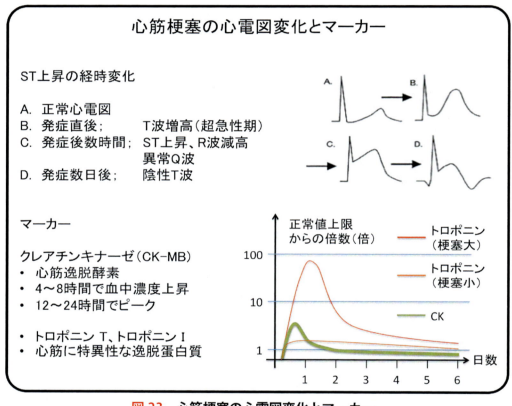

図 23　心筋梗塞の心電図変化とマーカー

7. 急性心筋梗塞の症候と身体所見

急性心筋梗塞における主な症候および身体所見を表37に示す。持続する胸痛は急性心筋梗塞を疑う重要な身体所見の1つであり、ニトログリセリン無効の胸痛、あるいは放散痛を伴う胸痛では急性心筋梗塞を疑う。糖尿病患者や高齢者では、胸痛を欠く無痛性心筋梗塞を生じる場合があることに注意する。

表37 急性心筋梗塞における症候と身体所見

急性心筋梗塞の症候と身体所見

- **胸痛；** 前胸部、心窩部
  - ニトログリセリンは無効
  - 強い絞扼痛、圧迫感
  - 80％以上の症例に認める

  - **持続；** 30分以上
  - **放散痛；** 肩、上腕、背部、頸部

- **無痛性心筋梗塞；** 高齢者、糖尿病患者

- **自律神経症状；** 悪心・嘔吐
  - 迷走神経反射による徐脈、房室ブロックなど
  - 下壁梗塞（右冠動脈）による洞結節、房室結節の機能障害でも生じる場合がある

- **身体所見；** 末梢循環不全（ショックバイタル）
  - 顔面蒼白、四肢冷感、発汗過多

  肺うっ血（左心不全）
  - 湿性ラ音、肺水腫、チアノーゼ、泡沫状血性痰

  静脈還流障害（右心不全）
  - 右心不全では早期から頸静脈怒張を生じる
  - 左心不全の急性期にはなくてもよい
  - 慢性心不全では下腿浮腫を伴う

- **心原性ショック；** 左心不全、右心不全、両心不全

- **心室性不整脈；** 致死性不整脈（VF/VT）、危険な不整脈
  - 下壁梗塞（右冠動脈）による洞結節、房室結節の機能障害では徐脈性不整脈（II、III度房室ブロック）を生じる場合がある

8. 急性心筋梗塞の合併症

急性心筋梗塞の主な合併症を表38に示す。急性期において心原性心肺停止の原因となる主な合併症は、心原性ショックおよび心室性不整脈である。救急現場では循環動態の変動を注意深く観察するとともに、心電図を継続的にモニターする。ロウン分類III以上の危険な不整脈を認める場合は、致死性不整脈（VF/VT）に備えて除細動パッドを貼付する。右冠動脈は洞結節および房室結節を含む主な刺激伝導系を灌流している（図19）。そのため、右冠動脈の急性心筋梗塞（下壁梗塞）では、II～III度房室ブロックを含む徐脈性不整脈を生じることがある。右冠動脈は僧帽

弁乳頭筋も灌流している (図19)。そのため、下壁梗塞では、乳頭筋断裂に伴う僧帽弁閉鎖不全症を合併することがある (図19)。左冠動脈前下行枝から分枝する中隔枝は心室中隔を灌流している (図20)。そのため、左冠動脈前下行枝の急性心筋梗塞 (前壁梗塞) では、心室中隔穿孔を合併することがある。乳頭筋断裂および心室中隔穿孔は、急性心筋梗塞発症後24時間と3〜5日に発症のピークがあり、急性心筋梗塞発症後2週間は注意しておくべき合併症である。1ヵ月後に発症する場合もある。どちらも、突然生じる心音の収縮期雑音が特徴であり、発症後の心機能は急速に悪化していく。梗塞が広範囲に及ぶ場合は、心室破裂や心タンポナーデを合併する場合がある。心室瘤は前壁梗塞後、およそ1年程度経過してから発症する合併症であり、急性期の発症は稀である。

表38　急性心筋梗塞の合併症

	急性心筋梗塞の合併症
不整脈;	急性期の合併症としては最も多い ・VF/VT ・危険な不整脈 (ロウン分類 III度以上) ・右冠動脈では II、III度房室ブロック
心原性ショック;	左心不全、右心不全、両心不全
心雑音;	突然発症する収縮期 (逆流性) 雑音 ・下壁梗塞に伴う乳頭筋断裂 (左室→左房) ・前壁梗塞に伴う心室中隔穿孔 (左室→右室) ・3〜5日以内にピーク ・2週間は発症に注意 ・1ヵ月後に発症する場合もある
III音;	容量負荷による拡張期雑音 (キリップ分類 II度)
IV音;	圧負荷による拡張終末期雑音 (キリップ分類 III度)
心室破裂;	心タンポナーデの合併に注意
心室瘤;	前壁の広範囲な梗塞後、1年を目処に発症 ・塞栓症の原因となる場合がある

9. 急性心筋梗塞における心音の異常

　心音と心雑音の概要を図24に示す。心音を聴取する場合は、必ず聴診器のベル型で行う。キリップ分類 (表32・33) は、もともと心雑音 (III音、IV音) に基づいた心不全分類である。心原性ショックや慢性心不全では、III音あるいは III + IV音を心音で聴取する可能性があり、I〜IV音が揃うと心音はギャロップ音を呈する。急性心筋梗塞の合併症として生じる僧帽弁閉鎖不全および心室中隔穿孔では、突然、I〜II音の間に逆流性収縮期雑音を生じる。心音は音そのものが小さく、低音なので、さまざまな環境雑音が飛び交う救急現場で心音を聴取するのは困難な場合が多い。しかし、心音は病態理解を促進するために重要な身体所見の1つであり、代表的な病態に伴う心雑音は判断できるよう訓練しておく。電子聴診器には環境ノイズを遮断できる種類があり、こうしたS/N比 (信号/雑音比率) の高い聴診器は救急現場での使用によく耐える。

心音と心雑音

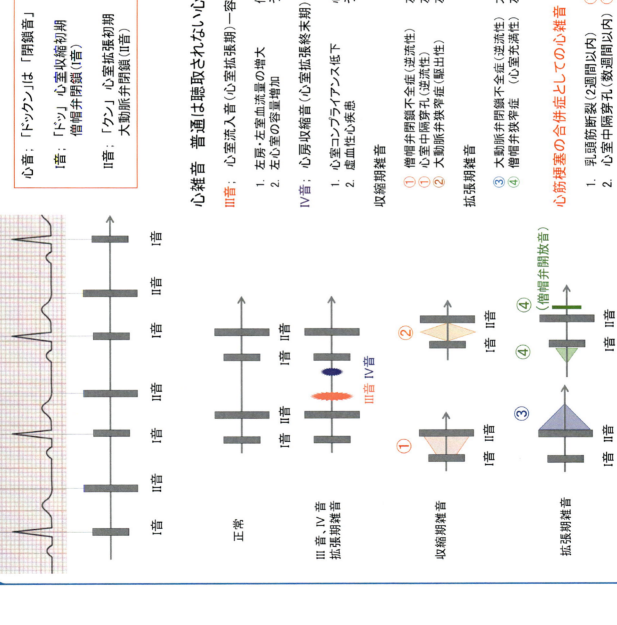
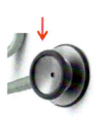

心音；「ドックン」は「閉鎖音」
I音；「ドッ」心室収縮初期
　　　僧帽弁閉鎖（I音）
II音；「クン」心室拡張初期
　　　大動脈弁閉鎖（II音）

心音の聴診は必ず「ベル型」で行う（矢印）

心雑音　普通は聴取されない心音

III音；心室流入音（心室拡張期）―容量の過剰（キリップ分類 II 型で生じる）
1. 左房・左室血流量の増大　　僧帽弁閉鎖不全症、右→左シャントなど
2. 左心室の容量増加　　　　　うっ血性心不全、大動脈弁閉鎖不全症など

IV音；心房収縮音（心室拡張終末期）―心室圧の過剰（キリップ分類 III 型で生じる）
1. 心室コンプライアンス低下　心室肥大、うっ血性心不全など
2. 虚血性心疾患　　　　　　　うっ血性心不全など

収縮期雑音
① 僧帽弁閉鎖不全症（逆流性）　　左心室→左心房
① 心室中隔穿孔　　　　　　　　　左室→右室（左→右シャント）
② 大動脈弁狭窄症（駆出性）　　　左心室→大動脈

拡張期雑音
③ 大動脈弁閉鎖不全症（逆流性）　大動脈→左室
④ 僧帽弁狭窄症　（心室充満性）　左心房→左心室

心筋梗塞の合併症としての心雑音「突然発生する収縮期雑音」
1. 乳頭筋断裂（2週間以内）　①僧帽弁閉鎖不全症
2. 心室中隔穿孔（数週間以内）①心室中隔穿孔

図24　心音と心雑音

3 POT Basic 1 の症例

> 1. 正常な循環

　正常な循環の例を図 25 に示します。症例ごとに提示する循環動態と、この図 25 を比較することによって、病態理解が促進されます。図は直感的に理解できるよう工夫してあります。矢印の太さや高さ、色に注意してください。症例の項では、観察所見の要点をまとめた一覧表や、病態の解説が記載されている場合もあります。

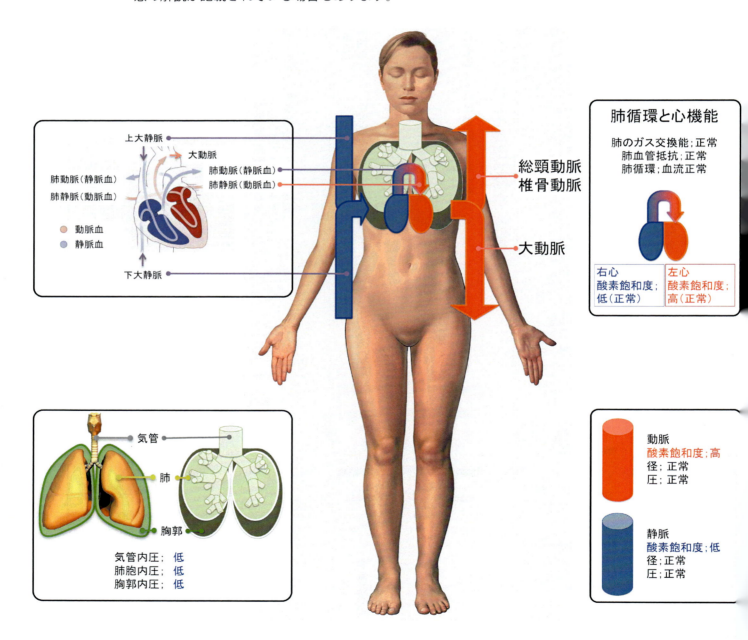

図 25　正常な循環

2．シナリオ⑳　胃十二指腸潰瘍による下血

(2頁表1／4. 消化器疾患　4-1. 消化管出血　4-1-1. 出血性ショック)

表39　シナリオ⑳の出場指令の例

```
覚知；     5分前
傷病者；   70歳　女性
主訴；     腹痛
通報者；   息子
現場；     傷病者自宅
```

通信指令員からの情報（ハイリスク傷病者の判断）

呼吸の確認
通信指令員　「呼吸は楽にしていますか？」「普段通りの呼吸ですか？」
息子　　　　「お腹を痛がっていますが、息はしています」

循環の確認
通信指令員　「冷や汗をかいていますか？」
息子　　　　「はい、たくさん汗をかいています」

顔色の確認
通信指令員　「顔色は悪いですか？」
息子　　　　「悪いです」

意識の確認
通信指令員　「普通に話ができますか？」
息子　　　　「話しかけると目を開けますが、苦しそうにすぐ目を閉じます」

主な訴え・症候・症状	ハイリスク症候（症状）	推定される疾患・病態
胸痛	「突然の」「冷汗や顔色不良を伴う」「激しい」	急性心筋梗塞
腹痛	「吐血」「下血」「歩行不能」「腹膜刺激症状」	消化管出血
下血・不正性器出血	「大量」「冷汗を伴う」	出血性ショック

インストラクター/主催者

- トイレから出た後、腹痛を訴えて様子がおかしくなったため、息子が救急要請した。
- 傷病者は布団、あるいは居間のソファーで横になっている。
- 苦悶様の表情で目を閉じ、心窩部を押さえてうめく、あるいは痛がっている。
- 胃十二指腸潰瘍で近医に通院しており、以前から時々便が黒いと言っていた。
- 情報収集を行った際、息子からトイレを流していないことが聞き出せるため、黒色便を確認できる。
- 腹部は平坦で、圧痛、反跳痛、体性痛はなく、腹部聴診所見に異常を認めない。
- 普段、傷病者の日常生活は自立しており、身のまわりのことは自分で行うことができる。
- 既往に狭心症や高血圧を加えると難易度が高くなるが、既往に加えるかどうかは設定したスキャホールディングに基づいて判断する。

Step1.　状況評価

現場に到着する前に（現場活動を開始する前に）、出場指令(表39)に基づいて、ハイリスク傷病者の判断(24頁表11)を行います。ハイリスク傷病者と判断した場合は、内因性ロード＆ゴーの適応を考慮して現場活動に臨みます。この例では、ハイリスク傷病者と判断します。

ハイリスク傷病者ではないと判断した場合であっても、ハイリスク症候(症状)(25頁表12)と判断した場合は、急変の可能性や内因性ロード＆ゴーの適応を考慮して現場活動に臨みます。ここでは、胸痛、腹痛、下血・不正性器出血に関するハイリスク症候(症状)を示します。救急隊長あるいは救急救命士は、現場活動の方針を決定して、携行資器材の準備・指示を行ってください。

Step2. 初期評価
　初期評価による内因性ロード＆ゴーの適応と判断した場合は、内因性ロード＆ゴーを宣言したうえで必要な処置を行います（26頁表13）。原則として、それ以降のアルゴリズムをいったん中断して医療機関への搬送を開始します。Step 6 へ移行してファーストコールを行い、車内収容して搬送を開始してください（9頁図1、11頁図2、14頁図3）。輸液プロトコル（28頁図4）やブドウ糖投与プロトコル（28頁図5）の適応がある場合は、併せて指示要請を行います。

Step3. 情報収集およびバイタルサインの測定
　情報収集およびバイタルサインの測定を行って傷病者の病態・症候を判断します。バイタルサインの緊急度分類（26頁表15）が赤1の場合は、内因性ロード＆ゴーと判断します。内因性ロード＆ゴーと「判断する」場合および「判断しない」場合のどちらも Step4 へ移行する点に注意してください。

Step4. 判断
　Step 1〜3 までの結果を包括的に考慮したうえで、緊急度・重症度および内因性ロード＆ゴーの適応を判断します。具体的な病態（疾病）を想定することを目指します。内因性ロード＆ゴー（表15）と判断した場合は、「内因性ロード＆ゴー」を宣言します。それ以降のアルゴリズムをいったん中断・省略して必要な救急処置を行い、Step6 へ移行します。併せて、輸液プロトコル（図4）やブドウ糖投与プロトコル（図5）の適応があるかどうか判断します。Step4 において内因性ロード＆ゴーの適応ではないと判断した場合は Step5 へ移行します。

Step5. 全身観察／重点観察
　Step5（全身観察／重点観察）において、具体的な病態（疾病）が想定できる場合は、病態生理に基づく重点観察を行います。PEMEC注2)の症候別緊急度分類は緊急度・重症度を判断するための参考になります。身体所見、あるいは病態（疾病）に基づいて、緊急度・重症度および内因性ロード＆ゴーの適応を判断します。症候別緊急度分類において赤1と判断した場合、あるいは重症以上と判断した場合は、内因性ロード＆ゴーを宣言します。必要な救急処置を行ったうえで Step6 へ移行します。

Step6. 評価・ファーストコール・特定行為
　適切な医療機関を選択してファーストコールを行い、傷病者を車内収容して医療機関へ向けて現発します。輸液プロトコル（図4）、またはブドウ糖投与プロトコル（図5）の適応があると判断した場合は指示要請を行います。

Step7. 車内活動
　必要となる救急処置および継続観察を行います。輸液プロトコル（図4）、またはブドウ糖投与プロトコル（図5）の指示要請を行った場合は車内で処置を行います。Step2 または 4 で内因性ロード＆ゴー（表13・14）を宣言したため、それ以降の Step を中断・省略した場合は、中断・省略した Step を車内で行います。症状や症候に基づいて継続観察を行い、症状や症候が変化した場合は必要に応じて Step2〜5 を改めて行ってください。必要に応じてセカンドコールを行います。

2-1 シナリオ⑳のバイタルサイン

シナリオ⑳の身体所見とバイタルサインの例を表40に示します。

表40 シナリオ⑳の身体所見とバイタルサインの例

		現着時①	現着時②(任意)
意識レベル(JCS)		JCS 10〜30	
呼吸数	10秒/1分	4/24	
	付加所見	浅く速い	
脈拍数	10秒/1分	20/120	
	付加所見	橈骨；微弱	
呼吸音		正常	
血圧(mmHg)		80〜90/50〜60	
SpO_2(%)		95〜97	
心電図	主波形	洞調律	
	所見	ST変化なし	
瞳孔	径(mm)	3：3	
	対光反射	正常	
	付加所見	眼瞼結膜蒼白	
その他の観察所見		腹痛 下血 苦悶様の表情・うめき声 ショックバイタル (顔面蒼白、四肢冷感、発汗過多) リフィリングタイム；3〜5秒 頸静脈怒張；なし 下腿浮腫；なし	
実施項目		・内因性ロード＆ゴーの宣言 ・ショックの判断 ・酸素投与 ・体位管理(ショック体位) ・静脈路確保の判断	

2-2 シナリオ⑳の循環動態

シナリオ⑳の循環動態を図26に示します。循環血液量減少性ショックでは心拍出量が減少して頻脈になります。末梢血管抵抗が増加するとともに、顔面蒼白、四肢冷感、発汗を生じます(42頁表26)。外頸静脈怒張および湿性ラ音はありません(49頁表30)。代替フォレスター分類上はⅢ型(ショックバイタルあり、湿性ラ音なし)に分類できます(49頁図15)。フォレスター分類Ⅲ型における治療の第1選択は輸液であり、適切な体位管理はショック体位です(50頁表31)。心原性ショックかどうかに関係なく、すべてのショックにおいて代替フォレスター分類の使用を考慮できます。ショックの発生機序がまったく異なる場合であっても、代替フォレスター分類において同じ群に分類されるショックでは、必要となる救急救命処置は同じです(表31)。代替フォレスター分類と、基本的な体位管理および輸液プロトコルの適応の例を図16(51頁)に示します。

リザーバー付き酸素マスクで大量酸素投与を行います。傷病者に体位管理が必要であると判断した場合は、基本的にショック体位で管理します(図16)。輸液プロトコルの適応です(図4)。シナリオに応じて、適切なタイミングで内因性ロード＆ゴーを宣言してください。

顔面蒼白； ＋＋
発汗； ＋＋
四肢冷感； ＋＋
眼瞼結膜蒼白； ＋＋

頻脈； ＋＋
頻呼吸； ＋＋
血圧低下； ＋＋

頸静脈怒張； －
下腿浮腫； －
湿性ラ音； －

動脈
酸素飽和度；高
径； 縮小
内圧；低下

静脈
酸素飽和度；低
径； 縮小
内圧；低下

正常

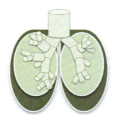
気管内圧； 低
肺胞内圧； 低
胸郭内圧； 低
透過性； 正常

正常
肺のガス交換能；正常
肺血管抵抗； 正常
肺循環； 血流正常

右心
酸素飽和度；低
（正常）

左心
酸素飽和度；高
（正常）

出血性ショック
肺のガス交換能； 正常
肺血管抵抗； 正常～高
肺循環； 血流低下

右心
酸素飽和度；低
還流量； 低下
駆出量； 低下

左心
酸素飽和度；高
還流量； 低下
駆出量； 低下

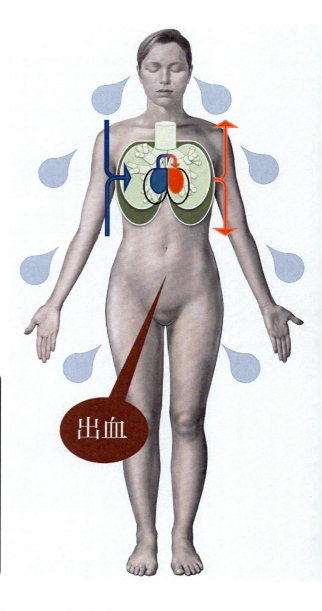

図 26 シナリオ⑳の出血性ショックの循環動態

3．シナリオ②　急性心筋梗塞（左冠動脈）　前下行枝心筋梗塞

(2頁表1／1. 循環器疾患、1-1. 急性心筋梗塞（左冠動脈）、1-1-2. 前下行枝心筋梗塞)

　表41に、シナリオ②の出場指令の例を示します。現場に到着する前に(現場活動を開始する前に)、出場指令(表41)に基づいて、ハイリスク傷病者の判断(24頁表11)を行います。ハイリスク傷病者と判断した場合は、内因性ロード＆ゴーの適応を考慮して現場活動に臨みます。この例では、ハイリスク傷病者と判断します。

表41　シナリオ②の出場指令の例

```
覚知；    5分前
傷病者；  70歳　女性
主訴；    胸痛
通報者；  息子
現場；    傷病者自宅
```

通信指令員からの情報（ハイリスク傷病者の判断）

呼吸の確認
通信指令員　「呼吸は楽にしていますか？」「普段通りの呼吸ですか？」
息子　　　　「胸を痛がっていますが、息はしています」

循環の確認
通信指令員　「冷や汗をかいていますか？」
息子　　　　「はい、たくさん汗をかいています」

顔色の確認
通信指令員　「顔色は悪いですか？」
息子　　　　「悪いです」

意識の確認
通信指令員　「普通に話ができますか？」
息子　　　　「話しかけると目を開けますが、苦しそうにすぐ目を閉じます」

主な訴え・症候・症状	ハイリスク症候（症状）	推定される疾患・病態
呼吸困難	「突然の」「会話ができない」「横になれない」「冷汗や顔色不良を伴う」	心不全、喘息重積発作
胸痛	「突然の」「冷汗や顔色不良を伴う」「激しい」	急性心筋梗塞
腹痛	「吐血」「下血」「歩行不能」「腹膜刺激症状」	消化管出血

インストラクター/主催者

- 傷病者は布団、あるいは居間のソファーに起坐位でいる。
- 苦悶様の表情で目を閉じ、胸(心窩部)を押さえてうめく、あるいは痛がっている。
- 高血圧と狭心症で近医に通院しており、以前から時々胸が痛いと言っていた。
- 胸痛を訴えてから30分以上経過しても改善しないため、息子が救急要請した。
- 腹部は平坦で、圧痛、反跳痛、体性痛はなく、腹部聴診所見に異常を認めない。
- 情報収集を行った際、息子から狭心症発作の際に舌下する頓用薬を使用した旨を聞き出せる。
- 普段、傷病者の日常生活は自立しており、身のまわりのことは自分で行うことができる。
- 既往に胃・十二指腸潰瘍を加えると難易度が高くなるが、既往に加えるかどうかは設定したスキャホールディングに基づいて判断する。

3-1. シナリオ②のバイタルサイン

シナリオ②の身体所見とバイタルサインの例を表42に示します。

表42　シナリオ②の身体所見とバイタルサインの例

		現着時①	現着時②（任意）
意識レベル（JCS）		JCS 10〜30	
呼吸数	10秒/1分	4/24	
	付加所見	浅く速い	
脈拍数	10秒/1分	15〜19/90〜114	
	付加所見	橈骨；微弱	
呼吸音		下肺野に湿性ラ音	
血圧（mmHg）		90〜100/60〜70	
SpO_2（%）		92〜95	
心電図	主波形	洞調律、心室性不整脈	
	所見	ST変化なし（Ⅰ〜Ⅲ） ST上昇（V1〜V4） 胸部誘導を確認できない場合は V1〜V4のST上昇を付与しない	
瞳孔	径（mm）	3：3	
	対光反射	正常	
	付加所見	眼瞼結膜：正常	
その他の観察所見		胸痛 苦悶様の表情・うめき声 ショックバイタル （顔面蒼白、四肢冷感、発汗過多） リフィリングタイム；3〜5秒 頸静脈怒張；なし 下腿浮腫；なし	
実施項目		・内因性ロード&ゴーの宣言 ・急性冠症候群の判断 ・ショックの判断 ・酸素投与 ・体位管理（起坐位） ・静脈路確保の判断（適応なし）	

3-2. シナリオ②の循環動態

シナリオ②の循環動態を図27に示します。左冠動脈前下行枝の急性心筋梗塞では前壁梗塞を生じます。前壁梗塞は最も頻度が高く、急性心筋梗塞全体のおよそ6割を占めます。前壁梗塞では胸部誘導（V1〜V4）にST変化を生じる（58頁図20）ため、NASA誘導やMCL誘導（59頁図22）をモニターすれば、ST変化を確認できる可能性があります。一方、半自動式除細動器で使用する四肢誘導（Ⅰ〜Ⅲ誘導）ではST変化に気づきにくいので注意が必要です。左冠動脈の急性冠症候群では頻脈性不整脈の頻度が高いことから、心室細動（VF）や心室頻拍（VT）の出現に注意します（図20）。ロウン分類Ⅲ以上（53頁表34）の不整脈（危険な不整脈）を認める場合は、除細動パッドを装着して早期除細動に備えます。心室中隔穿孔や心破裂を合併すると、循環動態が急速に悪化します（図20）。長期合併症としては心室瘤を生じる可能性があります（図20）。

　前壁梗塞では左心不全を生じます（49頁表30）。典型的にはフォレスター分類Ⅳ型（ショックバイタルあり、湿性ラ音あり）の心不全を生じますが、軽症ではⅡ型（ショックバイタルなし、湿性ラ音あり）にとどまることもあります（47頁図12、48頁図14、49頁図15、50頁表31）。フォレスター分類Ⅱ、Ⅳ型共に、急性期のうっ血所見は湿性ラ音として聴取されますので、聴診を行ってキリップ分類による心不全の判断を行います（53頁表32・33）。ショックバイタルおよび湿

湿性ラ音の有無は、心原性ショックの病態を理解するうえで重要ですから、必ず確認してください。一方、外頸静脈怒張および下腿浮腫は急性期の左心不全では生じません（「20. キリップ分類による心不全の判断」、52頁参照）。

　リザーバー付き酸素マスクで大量酸素投与を行います。傷病者に体位管理が必要であると判断した場合は、基本的にファウラー位や起坐位で管理します（51頁図16）。輸液プロトコルの適応はありません（28頁図4）。シナリオに応じて、適切なタイミングで内因性ロード＆ゴーを宣言してください。

顔面蒼白；	++
発汗；	++
四肢冷感；	++
眼瞼結膜蒼白；	ー
頻脈；	++
頻呼吸；	++
血圧低下；	±
頸静脈怒張；	ー
下腿浮腫	ー
湿性ラ音	++

動脈
酸素飽和度；低下
径；縮小
内圧；正常〜低下

静脈
酸素飽和度；低
径；正常
内圧；正常（うっ血ー）

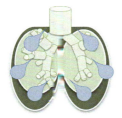

肺水腫

気管内圧： 低
肺胞内圧： 低
胸郭内圧： 低
透過性： 低下
　　　　（肺水腫）

肺水腫による
チアノーゼの原因
⑥ 拡散障害

肺胞の換気量と肺血流はいずれも維持されているが、ガス交換ができない

心原性ショック（左心不全）
肺水腫による⑥拡散障害とチアノーゼ

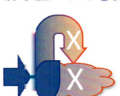

肺動脈・静脈
血流； 正常
うっ血； ++（肺水腫）

左心の駆出障害（左心うっ血）による
肺静脈還流障害（肺うっ血）を生じるが、
急性期は右心うっ血はなくてもよい

右心		左心	
駆出量	正常	駆出量；	低下
酸素飽和度	低	酸素飽和度；	低下
うっ血	ー	うっ血；	++

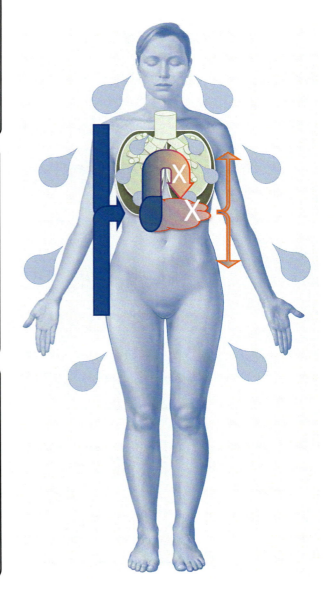

図27　シナリオ②　前下行枝心筋梗塞の循環動態

4．シナリオ④　急性心筋梗塞（右冠動脈）　右心不全

(2頁表1／1.循環器疾患　1-2.急性心筋梗塞（右冠動脈）　1-2-1.右心不全)

表43に、シナリオ④の出場指令の例を示します。現場に到着する前に(現場活動を開始する前に)、出場指令(表43)に基づいて、ハイリスク傷病者の判断(24頁表11)を行います。ハイリスク傷病者と判断した場合は、内因性ロード＆ゴーの適応を考慮して現場活動に臨みます。この例では、ハイリスク傷病者と判断します。

表43　シナリオ④の出場指令の例

```
覚知;       5分前
傷病者;     70歳　女性
主訴;       胸痛
通報者;     息子
現場;       傷病者自宅
```

通信指令員からの情報（ハイリスク傷病者の判断）

呼吸の確認
通信指令員　「呼吸は楽にしていますか？」「普段通りの呼吸ですか？」
息子　　　　「胸を痛がっていますが、息はしています」

循環の確認
通信指令員　「冷や汗をかいていますか？」
息子　　　　「はい、たくさん汗をかいています」

顔色の確認
通信指令員　「顔色は悪いですか？」
息子　　　　「悪いです」

意識の確認
通信指令員　「普通に話ができますか？」
息子　　　　「話しかけると目を開けますが、苦しそうにすぐ目を閉じます」

主な訴え・症候・症状	ハイリスク症候（症状）	推定される疾患・病態
呼吸困難	「突然の」「会話ができない」「横になれない」「冷汗や顔色不良を伴う」	心不全、喘息重積発作
胸痛	「突然の」「冷汗や顔色不良を伴う」「激しい」	急性心筋梗塞
腹痛	「吐血」「下血」「歩行不能」「腹膜刺激症状」	消化管出血

インストラクター/主催者

- 傷病者は布団、あるいは居間のソファーに起坐位でいる。
- 苦悶様の表情で目を閉じ、胸（心窩部）を押さえてうめく、あるいは痛がっている。
- 高血圧と狭心症で近医に通院しており、以前から時々胸が痛いと言っていた。
- 胸痛を訴えてから30分以上経過しても改善しないため、息子が救急要請した。
- 腹部は平坦で、圧痛、反跳痛、体性痛はなく、腹部聴診所見に異常を認めない。
- 情報収集を行った際、息子から狭心症発作の際に舌下する頓用薬を使用した旨を聞き出せる。
- 普段、傷病者の日常生活は自立しており、身のまわりのことは自分で行うことができる。
- 既往に胃・十二指腸潰瘍を加えると難易度が高くなるが、既往に加えるかどうかは設定したスキャホールディングに基づいて判断する。

4-1. シナリオ④のバイタルサイン

シナリオ④の身体所見とバイタルサインの例を表44に示します。

表44　シナリオ④の身体所見とバイタルサインの例

		現着時①	現着時②（任意）
意識レベル（JCS）		JCS 10～30	
呼吸数	10秒/1分	4/24	
	付加所見	浅く速い	
脈拍数	10秒/1分	7～10/42～60	
	付加所見	橈骨；微弱	
呼吸音		正常	
血圧（mmHg）		90～100/60～70	
SpO$_2$（%）		92～95	
心電図	主波形	洞調律、II～III度房室ブロック	
	所見	ST上昇（II、III、aVF）	
瞳孔	径（mm）	3：3	
	対光反射	正常	
	付加所見	眼瞼結膜：正常	
その他の観察所見		胸痛 苦悶様の表情・うめき声 ショックバイタル （顔面蒼白、四肢冷感、発汗過多） リフィリングタイム；3～5秒 頸静脈怒張；あり 下腿浮腫；なし～あり	
実施項目		・内因性ロード＆ゴーの宣言 ・急性冠症候群の判断 ・ショックの判断 ・酸素投与を判断 ・体位管理（仰臥位～ショック体位） ・静脈路確保の判断（プロトコル上は適応なし、医学的にはあり）	

4-2. シナリオ④の循環動態

シナリオ④の循環動態を図28に示します。右冠動脈の急性心筋梗塞では下壁梗塞を生じます。下壁梗塞は急性心筋梗塞全体のおよそ3割を占めます。下壁梗塞では四肢誘導（II、III、aVF）にST変化を生じる（57頁図19）ため、半自動式除細動器の心電図モニターでもST変化を確認できます。右冠動脈の急性冠症候群では徐脈性不整脈の頻度が高いことから、II・III度房室ブロックや洞不全症候群の出現に注意します（図19）。乳頭筋断裂による僧帽弁閉鎖不全症を合併すると、循環動態が急速に悪化します。稀に心室中隔穿孔を生じる場合もあります（図19）。

下壁梗塞では右心不全を生じます（49頁表30）。典型的にはフォレスター分類III型（ショックバイタルあり、湿性ラ音なし）の心不全を生じますので、湿性ラ音はありません（48頁図13、49頁図15、50頁表31）。フォレスター分類III型の心不全では、急性期のうっ血所見として外頸静脈怒張を生じます。ショックバイタルおよび湿性ラ音の有無は、心原性ショックの病態を理解するうえで重要ですから、必ず確認してください。

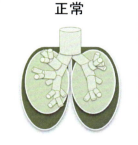
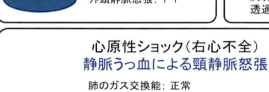
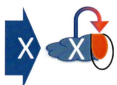
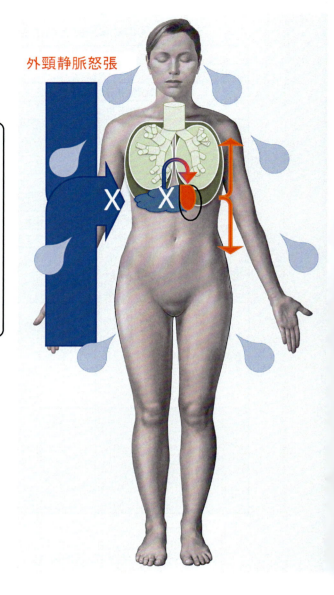

図28　シナリオ④　右心不全の循環動態

　酸素投与を行うかどうかは個別に判断します。傷病者に体位管理が必要であると判断した場合は、基本的にショック体位で管理します（51頁図16）。医学的には輸液プロトコルの適応がありますが、実際に輸液を行うかどうかはMCプロトコルに従います（28頁図4）。シナリオに応じて、適切なタイミングで内因性ロード＆ゴーを宣言してください。

5．シナリオ①　急性心筋梗塞(左冠動脈)　両心不全

(2頁表1／1. 循環器疾患、1-1. 急性心筋梗塞(左冠動脈)、1-1-1. 左心不全)

表45に、シナリオ①の出場指令の例を示します。現場に到着する前に(現場活動を開始する前に)、出場指令(表45)に基づいて、ハイリスク傷病者の判断(24頁表11)を行います。ハイリスク傷病者と判断した場合は、内因性ロード&ゴーの適応を考慮して現場活動に臨みます。この例では、ハイリスク傷病者と判断します。

表45　シナリオ①の出場指令の例

```
覚知;     5分前
傷病者;   70歳　女性
主訴;     呼吸困難
通報者;   息子
現場;     傷病者自宅
```

通信指令員からの情報（ハイリスク傷病者の判断）

呼吸の確認
通信指令員　「呼吸は楽にしていますか？」「普段通りの呼吸ですか？」
息子　　　　「息苦しそうにしています」

循環の確認
通信指令員　「冷や汗をかいていますか？」
息子　　　　「はい、たくさん汗をかいています」

顔色の確認
通信指令員　「顔色は悪いですか？」
息子　　　　「悪いです」

意識の確認
通信指令員　「普通に話ができますか？」
息子　　　　「話しかけると目を開けますが、苦しそうで発語できません」

主な訴え・症候・症状	ハイリスク症候（症状）	推定される疾患・病態
呼吸困難	「突然の」「会話ができない」「横になれない」「冷汗や顔色不良を伴う」	心不全、喘息重積発作

インストラクター/主催者

- 傷病者は布団、あるいは居間のソファーに起坐位でいる。
- 苦悶様の表情で目を閉じ、息苦しそうに喘いでいる。
- 喀痰を拭いたティッシュペーパーに血痰が付着している。
- 高血圧と糖尿病で近医に通院している。
- 息苦しさを訴えてから2時間以上経過しても改善せず悪化したため、息子が救急要請した。
- 腹部は平坦で、圧痛、反跳痛、体性痛はなく、腹部聴診所見に異常を認めない。
- 情報収集を行った際、息子から利尿薬を内服している旨を聞き出せる。
- 普段、傷病者の日常生活は自立しており、身のまわりのことは自分で行うことができる。
- 既往に喘息を加えると難易度が高くなるが、既往に加えるかどうかは設定したスキャホールディングに基づいて判断する。

5-1．シナリオ①のバイタルサイン

シナリオ①の身体所見とバイタルサインの例を表46に示します。

表46　シナリオ①の身体所見とバイタルサインの例

		現着時①	現着時②（任意）
意識レベル（JCS）		JCS 10〜30	
呼吸数	10秒/1分	5/30	
	付加所見	浅く速い	
脈拍数	10秒/1分	15〜20/90〜120	
	付加所見	橈骨；微弱	
呼吸音		全肺野に著明な湿性ラ音	
血圧（mmHg）		90〜100/60〜70	
SpO_2（%）		88〜92	
心電図	主波形	洞調律、心室性不整脈	
	所見	ST変化なし（Ⅰ〜Ⅲ） ST上昇（V2〜V4） 胸部誘導を確認できない場合は V2〜V4のST上昇を付与しない	
瞳孔	径（mm）	3：3	
	対光反射	正常	
	付加所見	眼瞼結膜：正常	
その他の観察所見		胸痛；なし 苦悶様の表情・うめき声 ショックバイタル （顔面蒼白、四肢冷感、発汗過多） リフィリングタイム；5秒以上 頸静脈怒張；あり 下腿浮腫；あり（著明）	
実施項目		・内因性ロード＆ゴーの宣言 ・急性冠症候群の判断 ・ショックの判断 ・酸素投与 ・体位管理（起坐位） ・静脈路確保の判断（適応なし）	

5-2．シナリオ①の循環動態

　シナリオ①の循環動態を図29に示します。高齢者や糖尿病傷病者では、胸痛を伴わない急性心筋梗塞を生じることがあります（無痛性心筋梗塞）。そのため、倦怠感などの体調不良や呼吸困難を訴えてから救急要請までに時間がかかる場合があります。

　左冠動脈前下行枝の急性心筋梗塞では前壁梗塞を生じます。前壁梗塞では胸部誘導（V1〜V4）にST変化を認めます（58頁図20）。そのため、半自動式除細動器で使用する四肢誘導（Ⅰ〜Ⅲ誘導）ではST変化に気づきにくいので注意が必要です。左冠動脈の急性冠症候群では頻脈性不整脈の頻度が高いことから、心室細動（VF）や心室頻拍（VT）の出現に注意します（図20）。ロウン分類Ⅲ以上（53頁表34）の不整脈（危険な不整脈）を認める場合は、除細動パッドを装着して早期除細動に備えます。

　前壁梗塞では左心不全を生じます（49頁表30）。典型的にはフォレスター分類Ⅳ型（ショックバイタルあり、湿性ラ音あり）の心不全を生じます（47頁図12、48頁図14、49頁図15、50頁表31）。フォレスター分類Ⅳ型では、急性期のうっ血所見は湿性ラ音として聴取されますので、聴診を行ってキリップ分類による心不全の判断を行います（53頁表32・33）。ショックバイタルおよび湿性ラ音の有無は、心原性ショックの病態を理解するうえで重要ですから、必ず確認し

てください。この症例①では、重篤な左心不全のため、または発症から時間が経過しているため、右心不全を合併して外頸静脈怒張を生じています（「19. 外頸静脈怒張は適切な処置の根拠となるか？」（52頁参照）。

リザーバー付き酸素マスクで大量酸素投与を行います。傷病者に体位管理が必要であると判断した場合は、基本的にファウラー位や起坐位で管理します（51頁図16）。輸液プロトコルの適応はありません（28頁図4）。シナリオに応じて、適切なタイミングで内因性ロード＆ゴーを宣言してください。

顔面蒼白；	＋＋
発汗；	＋＋
四肢冷感；	＋＋
眼瞼結膜蒼白；	－
頻脈；	＋＋
頻呼吸；	＋＋
血圧低下；	±
頸静脈怒張；	＋＋
下腿浮腫；	±
湿性ラ音；	＋＋

動脈
酸素飽和度；低下
径； 縮小
内圧；正常～低下

静脈
酸素飽和度；低
径； 拡大
内圧； 上昇（うっ血＋＋）
外頸静脈怒張；＋＋

肺水腫

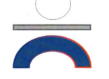

気管内圧： 上
肺胞内圧： 上
胸郭内圧： 上
透過性； 上下
（肺水腫）

**肺水腫による
チアノーゼの原因
⑥ 拡散障害**

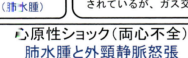

肺胞の換気量と肺血流はいずれも維持されているが、ガス交換ができない

**心原性ショック（両心不全）
肺水腫と外頸静脈怒張**

肺のガス交換能；低下
肺循環；うっ血＋＋（肺水腫）

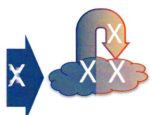

右心の駆出低下によって、静脈還流がうっ血する

左心の駆出障害（左心うっ血）による肺静脈還流障害（肺うっ血）を生じる

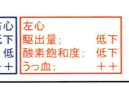

	右心	左心
駆出量；	低下	低下
酸素飽和度；	低	低下
うっ血；	＋＋	＋＋

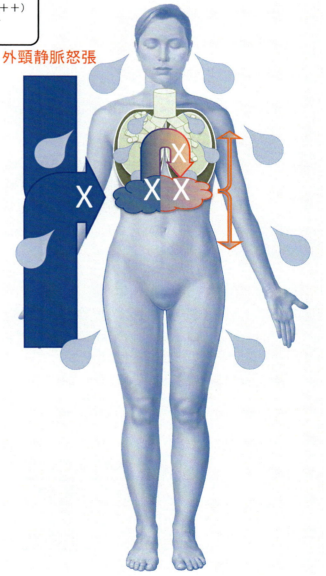

外頸静脈怒張

図29　シナリオ①　両心不全の循環動態

column・1 | 大量輸液によって出血性ショック傷病者が死亡する？

　出血性ショック傷病者に病院前大量輸液を行えば、循環動態だけでなく生命予後も改善するはずです。ところが、どうやらそうではないらしいのです。1994年、「Immediate versus Delayed Fluid Resuscitation for Hypotensive Patients with Penetrating Torso Injuries.（体幹部の穿通性外傷患者に対する大量輸液と制限輸液の比較）」と題する論文が「New England Journal of Medicine（ニューイングランドジャーナルオブメディシン）」という著名な医学雑誌に掲載されました（図30）。驚くべきことに、体幹部穿通性外傷（銃創や刺創など）が原因で出血性ショック（収縮期血圧≦90mmHg）となった傷病者に病院前大量輸液（平均870mL）を行うと、制限輸液（平均92mL）の場合と比較して、生存退院率が有意に低下（P値＜0.05）しました。つまり、救急救命処置として出血性ショック傷病者に病院前大量輸液を行うと、意図に反して長期予後が悪化するのです。

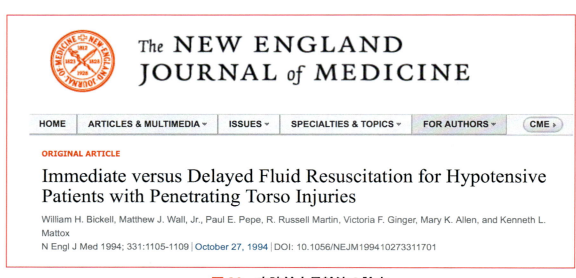

図30　病院前大量輸液の論文

　病院前大量輸液群で生存退院率が低下した原因について、著者らの考察を表47に示します。出血性ショックでは、血圧が上昇すると再出血を生じやすく、大量輸液を行うと凝固系が希釈されて止血が困難になります。出血性ショック傷病者の予後を改善するために重要なのは、血圧を改善することよりも出血をコントロールすることであり、臓器・組織障害を生じない程度の低血圧はむしろ許容すべきです。この考え方を、出血性ショックにおける「Permissive Hypotension（パーミッシブハイポテンション、低血圧の容認）」といいます。

表47　病院前大量輸液で生存退院率が低下した原因

病院前大量輸液で生存退院率が低下した原因
・血圧が改善することによって再出血を生じた
・血小板および凝固因子が希釈されて止血が困難となった

　低血圧の容認では、出血性ショックにおいて、①低血圧によって心肺機能停止が差し迫っている状況、あるいは、②意識障害が悪化する状況、のいずれかとなったとき初めて病院前急速輸液あるいは病院前大量輸液を開始します。①、②共に認めない場合は、たとえ低血圧であっても急

速・大量輸液は行いません。ただし、どの程度の低血圧まで容認すべきかなど、具体的な指標や目標値はまだ定まっておらず今後の課題です。

column・2　酸素投与は急性心筋梗塞傷病者の生命予後を改善するか？

　急性心筋梗塞では心筋への酸素供給量が減少しています。急性心筋梗塞傷病者に酸素投与を行えば、心機能予後だけでなく生命予後も改善するはずです。この疑問をテーマにした研究があります。2015年、「Air Versus Oxygen in ST-Segment–Elevation Myocardial Infarction.（ST上昇を伴う心筋梗塞に対する、空気または酸素投与）」と題する論文が「Circulation（サーキュレーション、循環）」という著名な医学雑誌に掲載されました（図31）。この研究では、心電図でST上昇を伴う急性心筋梗塞患者を、酸素マスクによる酸素投与（8 L/min）を病院前から入院後まで行った酸素投与群と、対照群（酸素非投与群）の2群に分けました。この2群の入院中および退院6ヵ月後の生命予後、および心機能予後をそれぞれ比較しています。

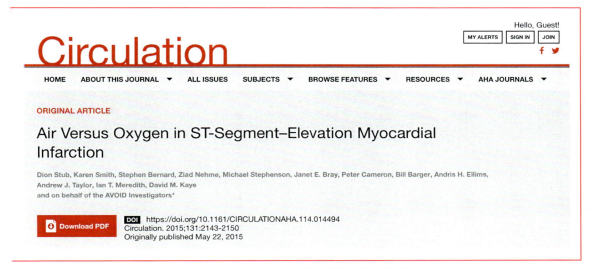

図31　酸素投与と急性心筋梗塞の論文

　入院中の生命予後は、2群間で有意差はありませんでした。つまり、酸素投与の有無は入院中の生命予後に影響を与えません。一方、入院中の心筋壊死の程度は、酸素非投与群と比較して酸素投与群で有意に悪化しました。加えて、心筋梗塞が再発した人数、および不整脈が生じた人数共に酸素投与群で有意に多くなりました。まとめると、急性心筋梗塞患者に酸素投与を行っても生命予後は改善せず、むしろ心筋壊死の程度が有意に悪化して、心臓合併症（心筋梗塞の再発および不整脈）が有意に増加します。この理由として著者らは、過剰な酸素投与によって、①冠動脈の血管抵抗が増加して、②冠動脈血流が減少し、③微小循環を阻害して、シャントを生じたことを挙げています（表48）。この研究で著者らは、**空気呼吸でSpO$_2$値が94%以上ある急性心筋梗塞傷病者では、大量酸素投与をルーチンに行う必要はない**と結論づけています。

表48　酸素投与で急性心筋梗塞傷病者の心機能予後が悪化した理由

酸素投与で急性心筋梗塞傷病者の心機能予後が悪化した理由
・酸素投与によって冠動脈血管抵抗が増加した ・酸素投与によって冠動脈血流が減少した ・酸素投与によって微小循環が阻害された

表49　JRC2015ガイドライン

JRC2015における急性心筋梗塞傷病者に対する酸素投与
・低酸素血症のない急性心筋梗塞患者に対しては、ルーチンに酸素投与を行うよりも投与を差し控えることを推奨する

(JRC2015ガイドライン一部改変)

　実は、JRC2015ガイドラインには、既にこの知見が反映されています(表49)。しかし、エビデンスレベルが低いため「弱い推奨」です。重要なのは、急性心筋梗塞を疑う傷病者に対して、酸素投与を行うかどうかを判断する態度です。低酸素血症を伴う虚血・梗塞傷病者に酸素投与を行って正常な酸素飽和度を維持することは理にかなっている一方で、過剰な酸素投与は副作用もある「治療薬」であることを十分認識しておく必要があります。

7 POT Basic 2　呼吸

7-1　POT Basic 2 のスキャホールディングとコンピテンシー

インストラクターまたはプロバイダーなど（主催者）

POT Basic 2 のスキャホールディングおよびコンピテンシーの例を表 50 に示します。表 50 は、表 4（8 頁）を POT Basic 2 向けにアレンジしたものです。主催者は、表 50 に記載されている項目以外にも、新たにスキャホールディングまたはコンピテンシーを設定することができます。例としては、都道府県あるいは所属消防本部で採用されている MC プロトコルや、緊急度・重症度判断基準、搬送実施基準などが挙げられます。主催者は、受講者が救急救命士であるかどうか、経験年数がどの程度かを考慮したうえで、あらかじめ適切な難度（スキャホールディング 1 〜 3）と明確な目標（コンピテンシー）を設定して受講者へ提示してください。併せて、主催者は教育技法（コーチングまたはティーチング）を選択します（20 頁表 9）。場合によっては、理解度や活動内容に応じて、トレーニングの途中で教育技法を変更することも考慮します。

表 50　POT Basic 2 のスキャホールディングおよびコンピテンシーの例

スキャホールディング	主なコンピテンシー
1. 推奨シナリオ　⑬〜⑲ 2. 推奨プロトコル　PEMEC 3. トレーニング難度 　・スキャホールディング1　救急隊員 　・スキャホールディング2　救急救命士（現場経験＜5年） 　・スキャホールディング3　救急救命士（現場経験≧5年） 4. 適切な判断・処置 　・異常呼吸音の判断 　・ガス交換障害の種類を判断 　・呼吸器疾患におけるショックの判断 　・必要となる救急救命処置の判断 　・ハイリスク傷病者の判断 　・ハイリスク症候（症状）の判断 　・内因性ロード＆ゴーの判断 　・緊急度・重症度の判断 　・搬送医療機関の決定 　・車内収容およびファーストコールのタイミング 　・静脈路確保の適応 　・適切な車内活動とセカンドコールのタイミング 5. トレーニングへの介入 　・必要となる処置が誤っている・判断できない場合 　・必要となる処置を行うタイミングが誤っている場合 6. 実行可能で最良のコンピテンシー 　・判断が正しかったどうか、判断のタイミングが適切だったかどうかをディスカッションで総括する 　・必要となる処置が正しかったかどうか、処置を行うタイミングが適切だったかどうかをディスカッションで総括する	大項目 1. 異常呼吸音について理解している 2. ガス交換障害の発生機序を理解している 3. 呼吸器疾患でショックを生じる場合の病態を理解している 4. 呼吸器疾患の症候・身体所見を理解している 5. 傷病者の病態を判断できる 6. 必要となる救急救命処置（特定行為を含む）を判断できる 小項目 1. 状況評価におけるハイリスク傷病者の判断 2. ハイリスク症候（症状）の判断 3. 初期評価における内因性ロード＆ゴーの判断と処置 4. バイタルサインにおける内因性ロード＆ゴーの判断と処置 5. 症候別緊急度分類における内因性ロード＆ゴーの判断と処置 6. 緊急度・重症度判断と処置 7. 搬送医療機関の決定 8. 車内収容およびファーストコールのタイミング 9. 静脈路確保の判断と処置 10. 適切な車内活動とセカンドコールのタイミング

7-2　POT Basic 2 で使用するシナリオ

主催者

　POT Basic 2 で使用するシナリオは⑬〜⑲の7症例です (5 頁表3)。これらはすべて呼吸器疾患 (肺疾患) です。このうち、シナリオ⑬ (喘息) は必須です。主催者は、開催時間に応じて、⑬以外のシナリオを2つ、または3つ選択することができます。

　POT Basic 2 では、導入として、まずシナリオ⑬を実施してください。シナリオ⑬を行うことによって、受講者は POT Basic の流れを具体的に把握できますし、コンピテンシー大項目の理解が促進されます。表50 のコンピテンシー大項目に記載されているように、POT Basic 2 では異常呼吸音の判断およびガス交換障害の発生機序、呼吸器疾患におけるショックの判断に重点が置かれています。

7-3　POT Basic 2 で使用するプロトコル

主催者および受講者

　POT Basic 2 では、PEMEC プロトコルに基づいて活動を行います (30 頁図6)。受講者は、あらかじめ PEMEC ガイドブック[注2] を参照しておくか、あるいは第4章「POT Basic で使用する定義」(24頁) および第5章「POT Basic で使用するアルゴリズム」(29頁) の PEMEC 標準アルゴリズムを理解しておくなどの事前学習が必要となります。トレーニングに時間的な余裕がある場合は、主催者が PEMEC アルゴリズムを解説する時間を設けることで受講者の事前学習に換えることもできますが、学習効率を考慮すれば事前学習がより好ましいといえます。

7-4　POT Basic 2 では異常呼吸音およびガス交換障害に関する事前学習が必要

受講者

　受講者は、POT Basic 2 を受講する前に、事前学習として次項の「呼吸音と病態」を理解しておく必要があります。異常呼吸音の判断およびガス交換障害の発生機序と分類、現症・身体所見、随伴症候を理解したうえで、適切な救急救命処置が判断できるようあらかじめ学習しておきます。トレーニングに時間的な余裕がある場合は、肺のガス交換障害の解説を主催者が行うことで受講者の事前学習に換えることもできますが、学習効率を考慮すれば事前学習がより好ましいといえます。

1 呼吸音と病態

1. 主な聴診部位と目的

主な聴診部位と目的を図32に示す。普通、呼吸音の聴診は肺全体を複数箇所行うが、聴診のタイミングや呼吸音の性質・特徴は聴診部位によって異なることに注意する。①(頸部)では、胸郭外にある上気道の異常によって副雑音(異常呼吸音)が起こる。上気道異物や急性喉頭蓋炎などの上気道狭窄では、吸気時に喘鳴やストライダーを聴取する。普通、この部位では聴診器を使用しなくても異常呼吸音を聞くことができる。②③(上肺野)には太い気管があるため、呼吸音が大きく聴診しやすい。気管挿管後など、呼吸しているかどうか確認したい場合の聴診部位として適している。気管を通過する呼吸音は呼気時によく聞こえることを理解する。この部位は左右の呼吸音が混ざるので、呼吸音の左右差は判断できない。④⑤(腋窩)は気胸や片肺挿管など、呼吸音の左右差を判断する際の聴診に適している。⑥⑦(下肺野)は肺胞が豊富なので、湿性ラ音など肺胞の異常呼吸音を確認する場合に適している。肺胞の呼吸音は吸気時によく聞こえることを理解する。心不全分類のキリップ分類Ⅱ型では下肺野に、Ⅳ型では上肺野にも湿性ラ音を生じる(53頁表32・33)。

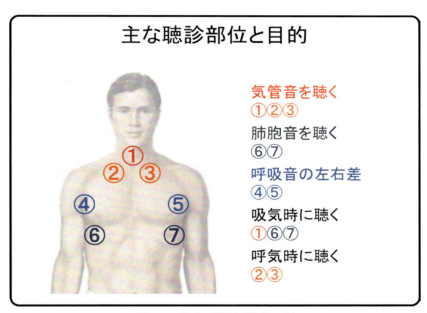

図32　主な聴診部位と目的

2. フローボリューム曲線と異常呼吸音

フローボリューム曲線と異常呼吸音が生じるタイミングを図33に示す。異常呼吸音を聴診するタイミングと主な病態を理解しておく。肺水腫や急性呼吸窮迫症候群(acute respiratory distress syndrome；ARDS)など、肺胞の異常によって生じる異常呼吸音は、肺胞が膨らみ始める際によく聴診できる。吸気の最初に注意する。聴診部位にも注意する。間質性肺炎や肺線維症など、結合組織や間質の異常によって生じる異常呼吸音は、肺胞が大きく膨らんだ結果生じる。

吸気の最後に注意する。聴診部位にも注意する。喘息や肺気腫など、気管の狭窄が原因で生じる異常呼吸音は、呼気でよく聴診できる。聴診部位にも注意する。拘束性換気障害では肺活量が減少すること、閉塞性換気障害では呼気が延長することを理解しておく。

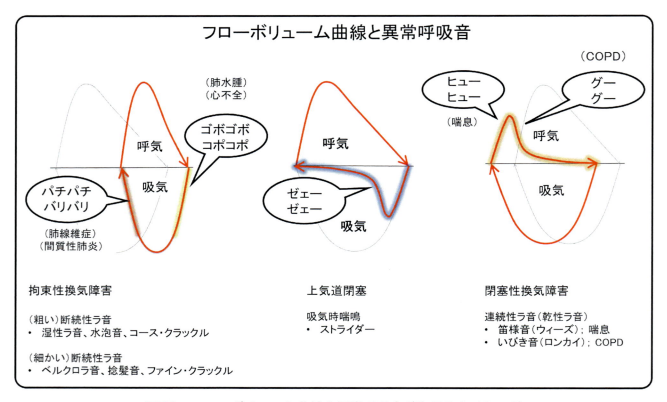

図33　フローボリューム曲線と異常呼吸音が生じるタイミング

3. 聴診部位と異常呼吸音の特徴

聴診部位と異常呼吸音の特徴を表51に示す。気管の狭窄が原因で生じる異常呼吸音は高音でよく響くため、聴診部位①〜③の異常呼吸音は走行中の車内でも聴診できる。異常呼吸音の発生源が気管であること、呼気時によく聞こえること（①は吸気時）、呼気延長を生じる（①では生じない）ことを理解しておく。

肺胞の異常が原因で生じる異常呼吸音は低音でこもるため、聴診部位⑥⑦の異常呼吸音は走行中の車内では聴診できない。異常呼吸音の発生源が肺胞であること、吸気の最初によく聞こえること、肺活量が減少することを理解しておく。

間質の異常が原因で生じる異常呼吸音は低音でこもるため、聴診部位⑥⑦の異常呼吸音は走行中の車内では聴診できない。肺胞と間質が擦れる音を聞いていること、吸気の最後によく聞こえること、肺活量が減少することを理解しておく。

肺胞音は背部(肩甲骨下)でよく聴診できる。傷病者が坐位・起坐位の場合や、心不全あるいは肺水腫を疑う場合は、背部の聴診を考慮する。

連続性ラ音(乾性ラ音)および断続性ラ音(湿性ラ音)以外にも、ストライダー、ウィーズ、ロンカイ、スクウォーク、ファイン・クラックルがどんな雑音なのか、雑音が生じるタイミング、原因となる病態を理解しておく。

表51 聴診部位と異常呼吸音の特徴

	発生源	聴取する音	疾患		副雑音の種類	左右差の判断
①	気管音（胸腔外）	吸気　音量；大　ピッチ；高	気管疾患	窒息　急性喉頭蓋炎	吸気時喘鳴　ストライダー	不適　左右差がない
②③	気管支音（胸腔内）	呼気　音量；大　ピッチ；中		気管内異物　COPD（肺気腫と慢性気管支炎）　喘息	連続性ラ音（乾性ラ音）　笛様音（ウィーズ）；喘息　いびき音（ロンカイ）；COPD	不適　左右の気管支音が混ざる
④⑤	肺胞音（細）気管支音	吸気・呼気　音量；中　ピッチ；中	気管と肺胞疾患	気管疾患は②③を参照	②③を参照	適応あり
				気管支拡張症　細気管支炎	連続性ラ音（吸気時）　スクウォーク	
				肺胞疾患は⑥⑦を参照	⑥⑦を参照	
⑥⑦	肺胞音	吸気音　音量；小　ピッチ；低	肺胞疾患	肺水腫　心不全	（粗い）断続性ラ音　湿性ラ音、水泡音　コース・クラックル	不適　肺胞音は小さく低音のため左右差を判断しにくい
				肺線維症　間質性肺炎	（細かい）断続性ラ音　ベルクロラ音、捻髪音　ファイン・クラックル	

4．肺のガス交換障害

換気と血流の異常を図34に示す。肺のガス交換機能異常には、肺胞死腔、換気血流不均等、肺内シャント、拡散障害、肺胞低換気がある。

①肺胞死腔　肺血栓塞栓症などによって肺動脈の一部が閉塞すると、その末梢にある肺胞毛細血管の血流が途絶する。血流が途絶した肺胞では換気が維持されているが、ガス交換に関与しないので死腔となる。死腔となった肺胞の酸素は、肺動脈に供給されなくなるので、動脈酸素分圧が低下する。一方、肺全体の分時換気量は増加するので、二酸化炭素の拡散は障害されない場合が多い。動脈血二酸化炭素分圧は正常値にとどまるか、場合によっては低下する。

②④換気血流不均等　喘息や肺気腫などの閉塞性換気障害では、気管狭窄が生じている部位の肺胞は換気量が減少するが（④）、まだ気管狭窄が生じていない部位の肺胞は過膨張して換気量が増加する（②）。ところが、肺胞毛細血管の血流は一定なので、相対的に肺毛細血管の血流が多い部位（②）や、相対的に肺毛細血管の血流が少ない部位（④）ができる。この換気と血流の不均等によってガス交換機能が損なわれるため、動脈血酸素分圧が低下する。この場合も肺全体の換気量が増加するため、動脈血二酸化炭素分圧は正常値にとどまるか、場合によっては低下する。

⑤肺内シャント　肺炎や無気肺では、患部の肺胞含気がゼロになる、患部を灌流する肺胞毛細血管の血流は維持されているため、酸素化されない。このため動脈血酸素分圧が低下する。過換気が生じるため、動脈血二酸化炭素分圧は正常値にとどまるか、場合によっては低下する。

⑥拡散障害　肺水腫や心不全では肺胞と肺胞毛細血管の間（間質）に滲出した水が、肺線維症や間質性肺炎では増生した結合組織が、肺胞のガス交換を阻害して動脈血酸素分圧が低下する。二酸化炭素の拡散能は酸素の20倍あるため、早期（軽症）の拡散障害では動脈血二酸化炭素分圧は正常〜やや低下にとどまるが、重篤（慢性期）になると高二酸化炭素血症を生じる。

⑦肺胞低換気　喘息重積発作や緊張性気胸、慢性閉塞性肺疾患（chronic obstructive pulmonary disease；COPD）では、分時換気量が著しく減少して肺胞低換気を生じる。ガス交換に必要な換気量が維持できなくなるので、動脈血酸素分圧が低下する。同時に、二酸化炭素の拡散に必要な換気量も維持できなくなっているので、高二酸化炭素血症を伴う。神経・筋疾患でも分時換気量が減少すれば肺胞低換気が起こる。特に神経・筋疾患では、肺胞機能や肺毛細血管血流に障害はない。

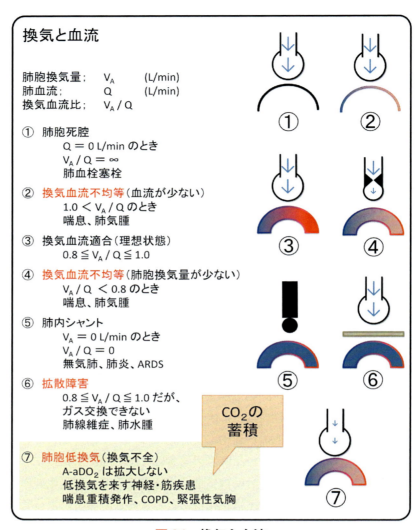

換気と血流

肺胞換気量； V_A (L/min)
肺血流； Q (L/min)
換気血流比； V_A / Q

① 肺胞死腔
　　$Q = 0$ L/min のとき
　　$V_A / Q = \infty$
　　肺血栓塞栓

② 換気血流不均等（血流が少ない）
　　$1.0 < V_A / Q$ のとき
　　喘息、肺気腫

③ 換気血流適合（理想状態）
　　$0.8 \leq V_A / Q \leq 1.0$

④ 換気血流不均等（肺胞換気量が少ない）
　　$V_A / Q < 0.8$ のとき
　　喘息、肺気腫

⑤ 肺内シャント
　　$V_A = 0$ L/min のとき
　　$V_A / Q = 0$
　　無気肺、肺炎、ARDS

⑥ 拡散障害
　　$0.8 \leq V_A / Q \leq 1.0$ だが、
　　ガス交換できない
　　肺線維症、肺水腫

⑦ 肺胞低換気（換気不全）
　　$A\text{-}aDO_2$ は拡大しない
　　低換気を来す神経・筋疾患
　　喘息重積発作、COPD、緊張性気胸

CO_2の蓄積

図 34　換気と血流

5. 主な呼吸器疾患とガス交換異常

主な呼吸器疾患とガス交換異常の関係を図 35-①～③に示す。

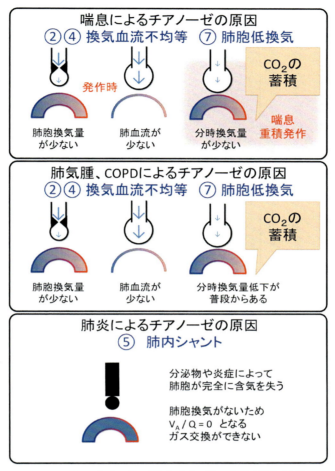

図 35-①　主な呼吸器疾患とガス交換機能異常

喘息では、主に②④換気血流不均等が低酸素血症の原因となる。一方、喘息重積発作における低酸素血症の原因は⑦肺胞低換気である。COPD は閉塞性換気障害が増悪して生じるが、②④に加えて⑦を伴う。このため、COPD では CO_2 ナルコーシスが起こりやすい。

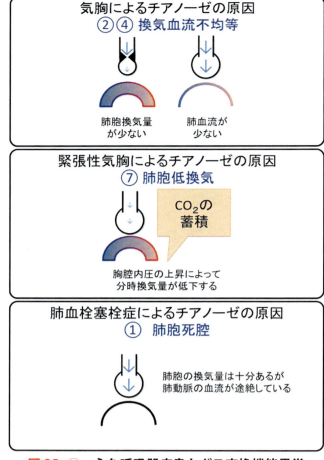

図 35-② 主な呼吸器疾患とガス交換機能異常

気胸における低酸素血症の主な原因は②④だが、緊張性気胸の低酸素血症は主に⑦が原因で生じる。肺水腫と急性呼吸窮迫症候群 (ARDS) はまったく病態が異なる。肺水腫における低酸素血症の主な原因は⑥拡散障害だが、ARDS における低酸素血症の主な原因は肺全体に生じる⑤肺内シャントである。このため、医療機関の治療指針も異なっている。ARDS は敗血症に合併しやすい。敗血症性ショックはウォームショックだが、湿性ラ音を生じる原因は主に ARDS である。

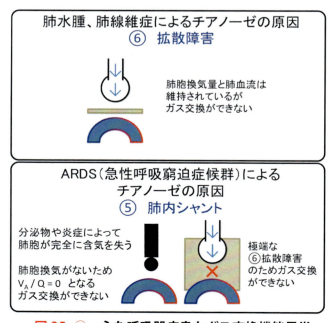

図 35-③ 主な呼吸器疾患とガス交換機能異常

6. I型呼吸不全とII型呼吸不全

I型呼吸不全とII型呼吸不全を表52に示す。I型呼吸不全では、肺胞と毛細血管のガス交換障害が原因で低酸素血症(チアノーゼ)を生じる。肺胞酸素分圧－動脈血酸素分圧較差($A\text{-}aDO_2$)は拡大するが、換気量が増加するため高二酸化炭素血症は起こらない。換気血流不均等や肺内シャント、拡散障害はI型呼吸不全である。II型呼吸不全では、肺胞換気量の減少が原因でチアノーゼを生じる。肺胞酸素分圧－動脈血酸素分圧較差($A\text{-}aDO_2$)は正常だが、換気量が減少するため高二酸化炭素血症を合併する。神経・筋疾患による呼吸不全、COPD、喘息重積発作、緊張性気胸はII型呼吸不全である。

表52　I型呼吸不全とII型呼吸不全

チアノーゼの分類	病態	疾患	$A\text{-}aDO_2$拡大	高CO_2血症
I型呼吸不全（ガス交換不全）	換気血流不均等 肺内シャント 拡散障害	喘息 気胸 無気肺 肺炎 肺水腫 ARDS	○	×
II型呼吸不全（換気不全）	肺胞低換気	COPD 喘息重積発作 緊張性気胸 神経・筋疾患	×	○

7. 呼吸器疾患で生じる症候

呼吸器疾患で生じる症候および身体所見を表53に示す。これらの所見は、疾患や病態を理解するための重要な手がかりとなる。

表53　呼吸器疾患で生じる症候

部位	症候
外見	チアノーゼ ショックを合併する場合はショックバイタル
呼吸	頻呼吸、浅表性呼吸、喘鳴、ラ音、呼吸困難、陥没呼吸など 慢性閉塞性肺疾患（COPD）； 口すぼめ呼吸、胸鎖乳突筋など呼吸補助筋の肥大、胸郭の樽状変形
循環	頻脈、不整脈、血圧の異常など 慢性閉塞性肺疾患（COPD）や緊張性気胸では外頸静脈怒張
中枢神経系	頭痛、不穏、意識障害、痙攣
胸郭	慢性閉塞性肺疾患（COPD）では胸郭の樽状変形

2 POT Basic 2 の症例

1．シナリオ⑱　肺炎
（2頁表1／3. 呼吸器疾患、3-6. 肺炎）

顔面蒼白；　　　－
発汗；　　　　　±
四肢冷感；　　　±
眼瞼結膜蒼白；　－

体幹部・頭部は熱感が強い
四肢はむしろ冷感が強い

頻脈；　　　＋
頻呼吸；　　＋＋
血圧低下；　±

頸静脈怒張；　－
下腿浮腫；　　－
湿性ラ音；　　＋

局所性・左右非対称の
湿性ラ音を聴取する

咳；　　＋＋
発熱；　＋＋
悪寒；　＋

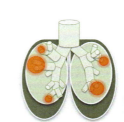

肺炎
気管内圧；　低
肺胞内圧；　低
胸郭内圧；　低
ガス交換能；低下

無気肺による肺内シャントによって
チアノーゼ（低酸素血症）を生じる

全身性炎症症候群（SIRS）
以下のうち2項目以上　「どきどき、はーはー、かっか、しろ」

頻脈（90回/分以上）　どきどき
頻呼吸（20回/分以上）、または$PaCO_2<32mmHg$　はーはー
38度以上の発熱、または36度以下の低体温　かっか
白血球数増加（12,000/mm³ 以上）、または減少（4,000/mm³ 以下）　しろ

動脈
酸素飽和度；低下
径；正常～拡大
圧；正常～低下

静脈
酸素飽和度；低
径；正常～脱水があれば縮小
圧；正常～脱水があれば低下

肺炎によるチアノーゼの原因
⑤　肺内シャント

無気肺
分泌物や炎症によって
肺胞が完全に含気を失う

肺胞換気（V_A）がないため
$V_A / Q = 0$ となる
ガス交換ができない

肺のガス交換能；低下
肺血流；　　　　正常

右心
還流量；正常
酸素飽和度；低

左心
駆出量；　正常
酸素飽和度；低下

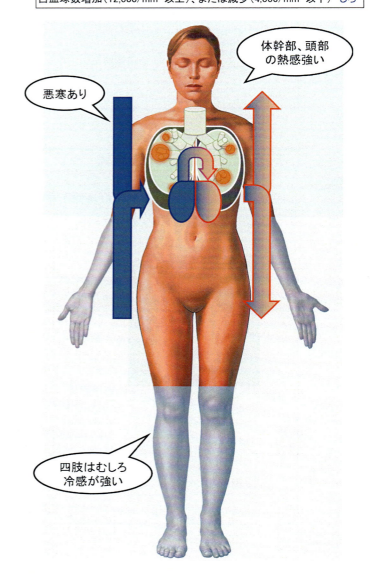

図 36　肺炎の呼吸・循環動態

肺炎における呼吸・循環動態を図 36 に示します。症例ごとに提示する呼吸・循環動態と、この図 36 を比較することによって、呼吸器疾患のイメージをつかむことができます。図は直感的に理解できるよう工夫してあります。矢印の太さや高さ、色に注意してください。症例の頁では、観察所見の要点をまとめた一覧表や、病態の解説が記載されている場合もあります。

2．シナリオ⑬　喘息

（2 頁表 1 ／ 3. 呼吸器疾患、3 -1. 喘息）

表 54　シナリオ⑬の出場指令の例

```
覚知；      5分前
傷病者；    18歳　男性
主訴；      呼吸困難、喘鳴
通報者；    母親
現場；      傷病者自宅
```

通信指令員からの情報（ハイリスク傷病者の判断）

呼吸の確認
通信指令員　「呼吸は楽にしていますか？」「普段通りの呼吸ですか？」
母親　　　　「苦しそうにゼイゼイいっています」

循環の確認
通信指令員　「冷や汗をかいていますか？」
母親　　　　「いいえ」

顔色の確認
通信指令員　「顔色は悪いですか？」
母親　　　　「悪いです」

意識の確認
通信指令員　「普通に話ができますか？」
母親　　　　「うなずいたりしますが、苦しそうで会話はできません」

主な訴え・症候・症状	ハイリスク症候（症状）	推定される疾患・病態
呼吸困難	「突然の」「会話ができない」「横になれない」「冷汗や顔色不良を伴う」	心不全、喘息重積発作

インストラクター/主催者

- 傷病者は布団、あるいは居間のソファーに起坐位でいる。
- 苦悶様の表情で、息苦しそうに喘いでいる。
- 喘息の既往があり、吸入薬を処方されている。
- 幼少時にアトピー性皮膚炎の既往があるが、現在は完治している。
- およそ2時間前に、呼吸困難を自覚したため自分で吸入薬（2吸入/1回）を使用した（1回目）。しかし、改善しないため、30分後に2回目、45分後にも3回目の吸入を行った。
- 1時間前に母親が傷病者（息子）の自室へ行くと、ベッドから起き上がって咳き込んでいた。
- 次第に呼吸困難が増悪して会話ができなくなったため、母親が救急要請した。

Step1. 状況評価

現場に到着する前に（現場活動を開始する前に）、出場指令（表54）に基づいて、ハイリスク傷病者の判断（24頁表11）を行います。ハイリスク傷病者と判断した場合は、内因性ロード＆ゴーの適応を考慮して現場活動に臨みます。この例では、ハイリスク傷病者と判断します。

ハイリスク傷病者ではないと判断した場合であっても、ハイリスク症候（症状）（25頁表12）と判断した場合は、急変の可能性や内因性ロード＆ゴーの適応を考慮して現場活動に臨みます。ここでは、呼吸困難に関するハイリスク症候（症状）を示します。救急隊長あるいは救急救命士は、現場活動の方針を決定して、携行資器材の準備・指示を行ってください。

Step2. 初期評価

初期評価による内因性ロード＆ゴーの適応と判断した場合は、内因性ロード＆ゴーを宣言したうえで必要な処置を行います（26頁表13）。原則として、それ以降のアルゴリズムをいったん中断して医療機関への搬送を開始します。Step6へ移行してファーストコールを行い、車内収容して搬送を開始してください（9頁図1、11頁図2、14頁図3）。輸液プロトコル（28頁図4）やブドウ糖投与プロトコル（28頁図5）の適応がある場合は、併せて指示要請を行います。

Step3. 情報収集およびバイタルサインの測定

情報収集およびバイタルサインの測定を行って傷病者の病態・症候を判断します。バイタルサインの緊急度分類（26頁表15）が赤1の場合は、内因性ロード＆ゴーと判断します。内因性ロード＆ゴーと「判断する」場合および「判断しない」場合のどちらもStep4へ移行する点に注意してください。

Step4. 判断

Step1～3までの結果を包括的に考慮したうえで、緊急度・重症度および内因性ロード＆ゴーの適応を判断します。具体的な病態（疾病）を想定することを目指します。内因性ロード＆ゴー（表15）と判断した場合は、「内因性ロード＆ゴー」を宣言します。それ以降のアルゴリズムをいったん中断・省略して必要な救急処置を行い、Step6へ移行します。併せて、輸液プロトコル（図4）やブドウ糖投与プロトコル（図5）の適応があるかどうか判断します。Step4において内因性ロード＆ゴーの適応ではないと判断した場合はStep5へ移行します。

Step5. 全身観察／重点観察

Step5（全身観察／重点観察）において、具体的な病態（疾病）が想定できる場合は、病態生理に基づく重点観察を行います。PEMEC[注2]の症候別緊急度分類は緊急度・重症度を判断するための参考になります。身体所見、あるいは病態（疾病）に基づいて、緊急度・重症度および内因性ロード＆ゴーの適応を判断します。症候別緊急度分類において赤1と判断した場合、あるいは重症以上と判断した場合は、内因性ロード＆ゴーを宣言します。必要な救急処置を行ったうえでStep6へ移行します。

Step6. 評価・ファーストコール・特定行為

適切な医療機関を選択してファーストコールを行い、傷病者を車内収容して医療機関へ向けて現発します。輸液プロトコル（図4）、またはブドウ糖投与プロトコル（図5）の適応があると判断した場合は指示要請を行います。

Step7. 車内活動

必要となる救急処置および継続観察を行います。輸液プロトコル（図4）、またはブドウ糖投与プロトコル（図5）の指示要請を行った場合は車内で処置を行います。Step2または4で内因性ロード＆ゴー（表13～15）を宣言したため、それ以降のStepを中断・省略した場合は、中断・省略したStepを車内で行います。症状や症候に基づいて継続観察を行い、症状や症候が変化した場合は必要に応じてStep2～5を改めて行ってください。必要に応じてセカンドコールを行います。

2-1. シナリオ⑬のバイタルサイン

シナリオ⑬の身体所見とバイタルサインの例を表55に示します。

表55　シナリオ⑬の身体所見とバイタルサインの例

		現着時①	処置が不適切な場合②（10分後）
意識レベル（JCS）		JCS 1～3	JCS 100～300
呼吸数	10秒/1分	5～6/30～36	1～2/6～12
	付加所見	浅く速い 著明な呼気延長と努力呼吸 呼気時の著明な笛声音（ウィーズ）を伴う	シーソー呼吸
脈拍数	10秒/1分	15～20/90～120	5～6/30～36
	付加所見	橈骨；触知する	橈骨；かすかに触知する
呼吸音		全肺野に著明な乾性ラ音 呼吸音減弱	呼吸音を聴取しない （サイレントチェスト）
血圧（mmHg）		150～160/100～110	70～80/40～50
SpO$_2$（%）		88～90	70～80
心電図	主波形	洞調律	不整
	所見	ST変化なし	ST変化なし
瞳孔	径（mm）	3：3	5：5
	対光反射	正常	減弱
	付加所見	眼瞼結膜：正常	眼瞼結膜：正常
その他の観察所見		胸痛；なし ショックバイタル；なし 苦悶様の表情 チアノーゼ 口すぼめ呼吸 会話不能 不穏	―
実施項目		・内因性ロード＆ゴーの宣言 ・喘息重積発作の判断 ・酸素投与 ・気道確保 ・BVMによる補助換気を考慮 ・スクイージングを考慮 ・体位管理（起坐位） ・静脈路確保の判断（適応なし）	・BVMによる人工呼吸 ・上気道デバイスの使用を考慮 ・体位管理（仰臥位） ・除細動パッドの装着 ・静脈路確保の判断（適応なし）

2-2. シナリオ⑬の呼吸・循環動態

シナリオ⑬の循環動態を図37に示します。喘息は発作性に生じる閉塞性換気障害であり、呼気時間が延長します。喘息に特徴的な身体所見はありません。聴診では、呼気時に乾性ラ音を聴取します。喘息の乾性ラ音はピッチが高いため、笛声音あるいはウィーズとも呼ばれます（図33、表51）。聴診器を使用しなくても、笛声音（ウィーズ）を呼気性喘鳴として聴取できる場合もあります。喘息で低酸素血症（チアノーゼ）を生じる理由は換気血流不均等のためですが、喘

表56　喘息発作の強度と身体所見

発作強度	呼吸困難の程度	動作	SpO$_2$値	治療
軽度（小発作）	苦しいが横になれる	やや困難	96%以上	自宅療養可能
中等度（中発作）	苦しくて横になれない	かなり困難 かろうじて歩ける	91〜95%	救急外来受診
高度（大発作）	苦しくて動けない	歩行不能 会話困難	90%以下	救急外来受診
重篤	呼吸減弱 チアノーゼ 呼吸停止	会話不能 体動不能 不穏、錯乱 意識障害 失禁	90%以下	直ちに入院 ICU管理

表57　短時間作用性β$_2$刺激薬（SABA）

化学名（一般名）	薬剤名（商品名）	製薬会社
フェノテロール	ベロテック	日本ベーリンガーインゲルハイム
プロカテロール	メプチンエアー メプチンキッドエアー メプチンスイングヘラ	大塚製薬
サルブタモール	サルタノール	グラクソ・スミスクライン

息重積発作では肺胞低換気を合併するため、傷病者は高二酸化炭素血症を伴う重篤な低酸素血症を呈します（図37-1）。SpO$_2$値だけでなく、身体所見を注意深く観察して緊急度・重症度を判断してください。喘息発作の強度と身体所見を表56に示します。

　二酸化炭素は肺動脈を収縮させるので、高二酸化炭素血症では肺高血圧のため血圧が上昇します（図37-2）。そのため、喘息重積発作では二酸化炭素の蓄積に伴って傷病者は高血圧を呈します。適切な救急救命処置（呼吸管理）が行われない場合は、傷病者は短時間のうちに呼吸停止となります。

　喘息傷病者は、内服薬や吸入薬を処方されている場合があります。短時間作用性β$_2$刺激薬（SABA）は、喘息発作の際に使用する吸入薬です。傷病者がSABAを使用できる場合は、吸入を考慮します。ただし、既に複数回使用している場合は搬送医療機関の医師に相談してください。主な短時間作用性β$_2$刺激薬（SABA）を表57と写真5に示します。

　リザーバー付き酸素マスクによる大量酸素投与を行います。場合によっては、バッグ・バルブ・マスク（BVM）による補助換気、あるいはスクイージングを考慮します。傷病者に体位管理が必要であると判断した場合は、基本的に起坐位、あるいは喘息体位で管理します（51頁図16）。ただし、BVMによる補助換気や人工呼吸を行う場合は、仰臥位で行った方が管理しやすいことも念頭に置きます。輸液プロトコルの適応はありません（図4）。シナリオに応じて、適切なタイミングで内因性ロード＆ゴーを宣言してください。

●スクイージングの適応

　喘息発作傷病者が若年者の場合、あるいは喘息以外に既往がない一般成人の場合は、スクイージングによるバロトラウマのリスクは高くありません。一方、喘息発作傷病者が高齢者の場合、あるいは肺気腫や慢性気管支炎など慢性呼吸器疾患の既往がある場合は、スクイージングによるバロトラウマのリスクが高くなります。傷病者の呼吸状態（喘息発作の強度）、および既往などの情報収集の結果を考慮して、スクイージングを行うかどうかを判断してください。

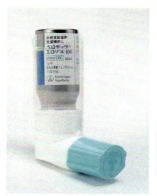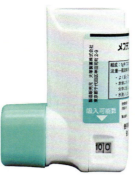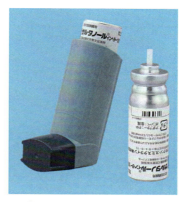

写真5 SABA の例　ベロテック®（左）、メプチンエアー®（中）、サルタノール®（右）

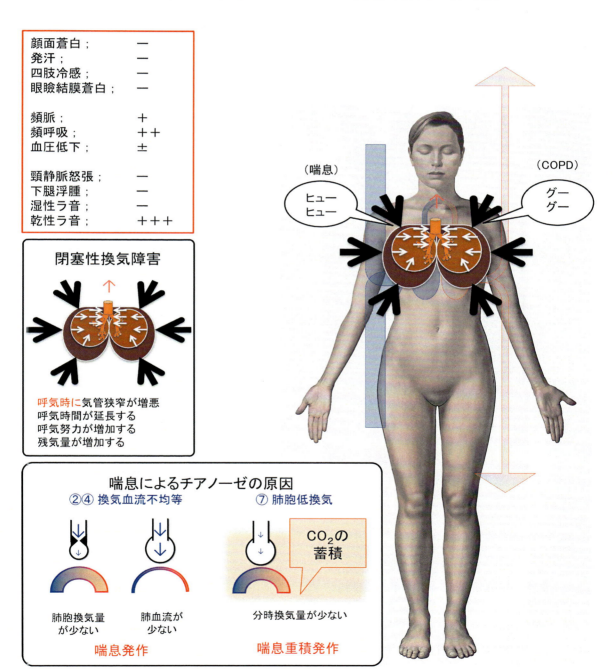

図37-1　シナリオ⑬　喘息の呼吸動態

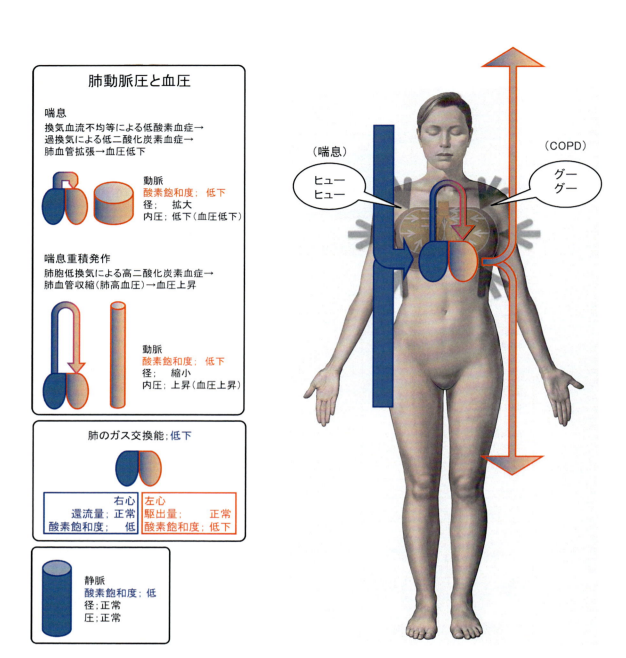

図 37-2 シナリオ⑬ 喘息の循環動態

3．シナリオ⑭　慢性閉塞性肺疾患(COPD)

(2頁表1／3.呼吸器疾患、3-2.慢性閉塞性肺疾患)

　現場に到着する前に(現場活動を開始する前に)、出場指令(表58)に基づいて、ハイリスク傷病者の判断(24頁表11)を行います。ハイリスク傷病者と判断した場合は、内因性ロード&ゴーの適応を考慮して現場活動に臨みます。この例では、ハイリスク傷病者と判断します。
　ハイリスク傷病者ではないと判断した場合であっても、ハイリスク症候(症状)(25頁表12)と判断した場合は、急変の可能性や内因性ロード&ゴーの適応を考慮して現場活動に臨みます。ここでは、呼吸困難に関するハイリスク症候(症状)を示します。救急隊長あるいは救急救命士は、現場活動の方針を決定して、携行資器材の準備・指示を行ってください。

表58　シナリオ⑭の出場指令の例

覚知;	5分前
傷病者;	78歳　男性
主訴;	もうろう状態、咳、痰
通報者;	息子
現場;	傷病者自宅

通信指令員からの情報（ハイリスク傷病者の判断）

呼吸の確認
通信指令員　「呼吸は楽にしていますか？」「普段通りの呼吸ですか？」
息子　　　　「苦しそうにゼイゼイいっています」

循環の確認
通信指令員　「冷や汗をかいていますか？」
息子　　　　「いいえ」

顔色の確認
通信指令員　「顔色は悪いですか？」
息子　　　　「悪いです」

意識の確認
通信指令員　「普通に話ができますか？」
息子　　　　「話しかけると目を開けますが、苦しそうで会話はできません」

主な訴え・症候・症状	ハイリスク症候(症状)	推定される疾患・病態
呼吸困難	「突然の」「会話ができない」「横になれない」「冷汗や顔色不良を伴う」	心不全、喘息重積発作

インストラクター/主催者

- 傷病者は布団、あるいは居間のソファーに仰臥位でいる。
- 今朝、起床しないため、息子が寝室へ様子を見に行くと、もうろうとした状態で受け答えできないため、息子が救急要請した。
- 傷病者は苦悶様の表情で、息苦しそうに喘いでいる。
- 傷病者には慢性閉塞性肺疾患(COPD)の既往がある。
- 在宅酸素療法(HOT)として、経鼻カニューラによる酸素投与(1L/分)が行われている。
- 日常生活はHOT下で自立していたが、数日前から喀痰が増加して咳込んでいた。
- 傷病者には50年の喫煙歴があるが、肺気腫と診断された10年前から禁煙している。
- HOTは1年前から導入された。

3-1. シナリオ⑭のバイタルサイン

シナリオ⑭の身体所見とバイタルサインの例を表59に示します。

表59 シナリオ⑭の身体所見とバイタルサインの例

		現着時①	処置が不適切な場合②（10分後）
意識レベル（JCS）		JCS 10〜30	JCS 100〜300
呼吸数	10秒/1分	5〜6/30〜36	1〜2/6〜12
	付加所見	浅く速い 著明な呼気延長と努力呼吸 呼気時の著明ないびき音（ロンカイ）を伴う	シーソー呼吸
脈拍数	10秒/1分	20〜22/120〜132	5〜6/30〜36
	付加所見	橈骨；触知する	橈骨；かすかに触知する
呼吸音		全肺野に著明な乾性ラ音 呼吸音減弱	呼吸音を聴取しない （サイレントチェスト）
血圧（mmHg）		160〜180/120〜130	70〜80/40〜50
SpO₂（%）		78〜82	70以下
心電図	主波形	洞調律	不整
	所見	ST変化なし	ST変化なし
瞳孔	径（mm）	3：3	5：5
	対光反射	正常	減弱
	付加所見	眼瞼結膜：正常	眼瞼結膜：正常
その他の観察所見		胸痛；なし ショックバイタル；なし 苦悶様の表情 チアノーゼ 口すぼめ呼吸 会話不能 不穏 外頸静脈の怒張 胸郭の樽状変形 ばち指	ー
実施項目		・内因性ロード&ゴーの宣言 ・COPDの急性増悪の判断 ・酸素投与 ・気道確保 ・BVMによる愛護的な補助換気を考慮 ・スクイージングはバロトラウマのリスクに配慮する ・CO₂ナルコーシスの発生に注意する ・体位管理（仰臥位） ・静脈路確保の判断（適応なし）	・BVMによる人工呼吸 ・上気道デバイスの使用を考慮 ・体位管理（仰臥位） ・除細動パッドの装着 ・静脈路確保の判断（適応なし）

3-2. シナリオ⑭の呼吸・循環動態

シナリオ⑭の循環動態を図38に示します。慢性閉塞性肺疾患（COPD）は慢性に経過する閉塞性換気障害であり、普段から呼気時間が延長しています。COPD傷病者では、ばち指、胸郭の樽状変形、胸鎖乳突筋の発達、外頸静脈怒張などの身体所見を認める可能性があります。在宅酸素療法（HOT）を受けている場合も多く、SpO₂値は普段から90%前後で経過します。聴診では、呼気時に乾性ラ音を聴取します。COPDの乾性ラ音はピッチが低いので、いびき音あるいはロンカイとも呼ばれます（84頁図33、85頁表51）。聴診器を使用しなくても、いびき音（ロンカイ）を呼気性喘鳴として聴取できる場合もあります。COPDでは普段から換気血流不均等および肺胞低換気があるため、COPD傷病者は高二酸化炭素血症を伴う重篤な低酸素血症を呈します（図38）。COPD傷病者がインフルエンザなどの上気道感染症に罹患すると、呼吸状態が急速に悪化します。適切な救急救命処置（呼吸管理）が行われない場合は、傷病者は短時間のうちに呼吸停

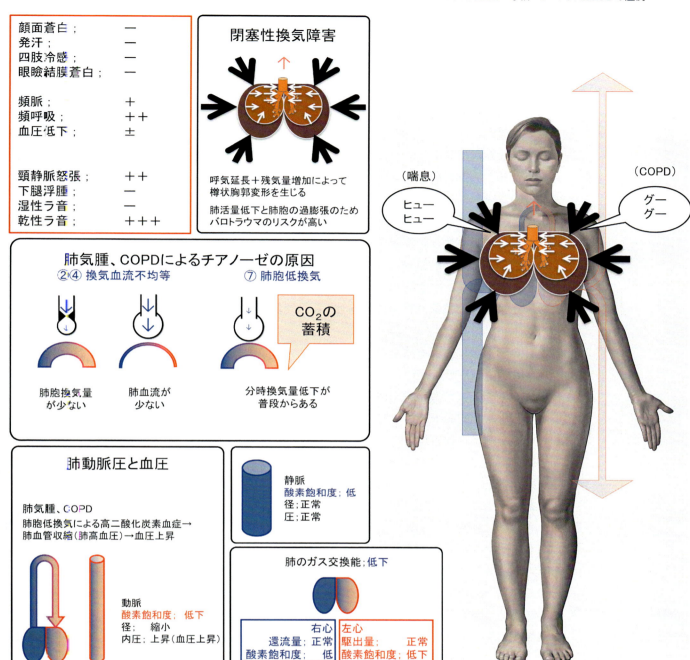

図38　シナリオ⑭　慢性閉塞性肺疾患 (COPD) の呼吸・循環動態

止となります。

　リザーバー付き酸素マスクによる大量酸素投与を行います。場合によっては、BVMによる補助換気を考慮しますが、バロトラウマのリスクが高いため補助換気は愛護的に行います。スクイージングの適応はありません。輸液プロトコルの適応はありません（28頁図4）。シナリオに応じて、適切なタイミングで内因性ロード＆ゴーを宣言してください。

❶ CO_2 ナルコーシス

延髄呼吸中枢による自律神経性の呼吸調節は普通、延髄腹側にある二酸化炭素センサーが行っています。COPDでは、普段から肺胞低換気が存在するため、慢性的な高二酸化炭素血症を生じます。このため、二酸化炭素センサーは機能を停止します。代わって、頸動脈小体と大動脈小体にある酸素センサーが呼吸調節を行います。酸素投与によって血中酸素分圧が上昇すると、酸素センサーが機能を停止して呼吸停止を生じます。呼吸停止によって高二酸化炭素血症がさらに増悪して、意識障害が悪化します。この一連の反応をCO_2ナルコーシスと呼びます。

❷ CO_2 ナルコーシスの予防

傷病者の意識がある程度はっきりしていれば、声かけによって随意的な呼吸を促すことによりCO_2ナルコーシスをあらかじめ予防できます。傷病者の意識障害が強い場合は、BVMによる補助換気を行うことによって意識障害の悪化を防ぐことができます。CO_2ナルコーシスを既に生じている場合であっても、BVMによる陽圧換気や過換気を積極的に行えば血中二酸化炭素分圧が低下するため、理論上は意識障害が改善します。しかし、バロトラウマのリスクが高いため、積極的な陽圧換気や過換気は推奨されません。COPD傷病者に対するBVM換気はあくまでも愛護的に行います。

❸ COPD傷病者に対する酸素投与

COPD傷病者の呼吸状態が安定している場合や、時間的な余裕がある場合は、SpO_2値が90%前後で維持できるよう酸素投与量を調整します。しかし、COPDの急性増悪や、SpO_2値が著しく低い場合は時間的猶予がありません。低酸素血症による意識障害の増悪を防ぐために、あるいは呼吸状態を安定させるために、大量酸素投与が必要となります。

初期評価における著しい頻呼吸(＞30回/分)、頻脈(＞120回/分)、チアノーゼおよび低SpO_2値(＜90%)はいずれも重症以上の所見であり、生理学的異常から生命の危機が迫っています。初期評価における内因性ロード＆ゴーを宣言します。併せて、呼吸不全に対する積極的な介入(用手的気道確保、大量酸素投与、補助換気または人工呼吸、可能な場合は体位管理)が必要となります。COPD急性増悪の原因としては、インフルエンザなどの上気道感染症や肺炎があります。高齢者では誤嚥が原因となる場合もあります。高齢者の感染症は発熱を伴わない場合もあるので注意が必要です。肺炎が生じている部位の聴診では湿性ラ音を聴取しますが、局所性・左右非対称性であることから肺水腫や心不全で生じる湿性ラ音と区別できます。

肺気腫やCOPDなどの慢性閉塞性換気障害でも、内服薬や吸入薬を処方されている場合があります。ステロイドや気管支拡張薬の吸入によって、呼吸機能予後が改善します。しかし、急性増悪では効果を期待できません。主な短時間作用性β_2刺激薬(SABA)を表57と写真5に示します。

4．シナリオ⑮　気胸　　(2頁表1／3.呼吸器疾患、3-3.気胸)

　現場に到着する前に(現場活動を開始する前に)、出場指令(表60)に基づいて、ハイリスク傷病者の判断(24頁表11)を行います。ハイリスク傷病者と判断した場合は、内因性ロード＆ゴーの適応を考慮して現場活動に臨みます。この例では、ハイリスク傷病者とは判断しません。

　ハイリスク傷病者ではないと判断した場合であっても、ハイリスク症候(症状)(25頁表12)と判断した場合は、急変の可能性や内因性ロード＆ゴーの適応を考慮して現場活動に臨みます。ここでは、呼吸困難および胸痛に関するハイリスク症候(症状)を示します。救急隊長あるいは救急救命士は、現場活動の方針を決定して、携行資器材の準備・指示を行ってください。

表60　シナリオ⑮の出場指令の例

覚知；	5分前
傷病者；	16歳　男性
主訴；	胸痛、呼吸困難
通報者；	母親
現場；	傷病者自宅

通信指令員からの情報（ハイリスク傷病者の判断）

呼吸の確認
通信指令員　「呼吸は楽にしていますか？」「普段通りの呼吸ですか？」
母親　　　　「息を吸うと胸が痛いと言っていますが、息はしています」

循環の確認
通信指令員　「冷や汗をかいていますか？」
母親　　　　「いいえ」

顔色の確認
通信指令員　「顔色は悪いですか？」
母親　　　　「悪くないです」

意識の確認
通信指令員　「普通に話ができますか？」
母親　　　　「胸を痛がっていますが、話は普通にできます」

主な訴え・症候・症状	ハイリスク症候（症状）	推定される疾患・病態
呼吸困難	「突然の」「会話ができない」「横になれない」「冷汗や顔色不良を伴う」	心不全、喘息重積発作
胸痛	「突然の」「冷汗や顔色不良を伴う」「激しい」	急性心筋梗塞

インストラクター／主催者

- 傷病者は自室、あるいは居間のソファーに前かがみで坐っている。
- くしゃみをした直後から吸気時に左胸が痛くなり、息苦しいと訴えたため母親が救急要請した。
- 傷病者はやせて背が高く、苦悶様の表情で左胸を押さえている。
- 部活はサッカー部に所属している。
- 傷病者には特に既往はない。

4-1．シナリオ⑮のバイタルサイン

シナリオ⑮の身体所見とバイタルサインの例を表61に示します。

表61　シナリオ⑮の身体所見とバイタルサインの例

		現着時①	現着時②（任意）
意識レベル（JCS）		意識清明	
呼吸数	10秒/1分	4〜5/24〜30	
	付加所見	浅く速い 呼気時の左胸痛を伴う	
脈拍数	10秒/1分	15〜16/90〜96	
	付加所見	橈骨；触知する	
呼吸音		左呼吸音減弱	
血圧（mmHg）		100〜110/50〜60	
SpO_2（%）		94〜96	
心電図	主波形	洞調律	
	所見	ST変化なし	
瞳孔	径（mm）	3：3	
	対光反射	正常	
	付加所見	眼瞼結膜：正常	
その他の観察所見		胸痛；左・吸気時 苦悶様の表情 ショックバイタル；なし チアノーゼ；　　なし 外頸静脈の怒張；なし 会話可能	
実施項目		・内因性ロード＆ゴーの判断（適応なし） ・酸素投与 ・体位管理（傷病者が楽な姿勢） ・静脈路確保の判断（適応なし）	

4-2．シナリオ⑮の呼吸・循環動態

シナリオ⑮の呼吸・循環動態を図39に示します。気胸はやせ型の若い男性に多く、原因不明の場合が多いことから自然気胸と呼ばれます。咳やくしゃみがきっかけとなる場合もあります。一方、高齢者に発生する気胸は、しばしば結核、肺気腫、慢性閉塞性肺疾患（COPD）、肺癌などの慢性呼吸器疾患を背景として発症します。女性では、子宮内膜が胸膜や横隔膜に異所性に存在する子宮内膜症（胸膜・横隔膜子宮内膜症）から、月経随伴性気胸（子宮内膜症性気胸）を生じることがあります。

気胸傷病者は、患側の呼吸性（吸気時）胸痛を訴え、身体所見として頻呼吸、頻脈を認めます。聴診では患側の呼吸音が低下します。患側肺胞の脱気によって肺胞含気が減少するため、換気血流不均等を生じます。低酸素血症（チアノーゼ）を生じる場合もありますが、片側の気胸ではSpO_2値の低下は中程度にとどまることが多いため、重篤な低酸素血症は普通生じません。傷病者によっては、過換気による低二酸化炭素血症からテタニーを生じる場合もあります。

リザーバー付き酸素マスクによる大量酸素投与を行います。バロトラウマが1方向弁となっている場合は緊張性気胸を発症するリスクがあるため、BVMによる陽圧換気を考慮する場合は慎重に行います。慢性呼吸器疾患の既往がなければ、多くの場合、BVMによる補助換気や人工呼吸は必要ありません。スクイージングの適応はありません。輸液プロトコルの適応はありません（28頁図4）。シナリオに応じて、緊急度・重症度を適切に判断してください。緊張性気胸を発症するリスクがあるため、呼吸・循環動態を継続的に観察します。

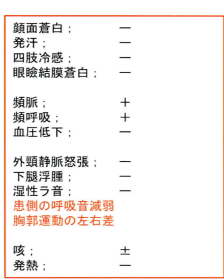
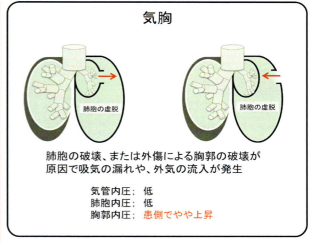
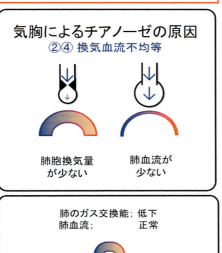
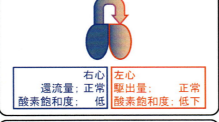
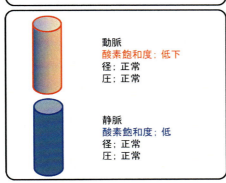
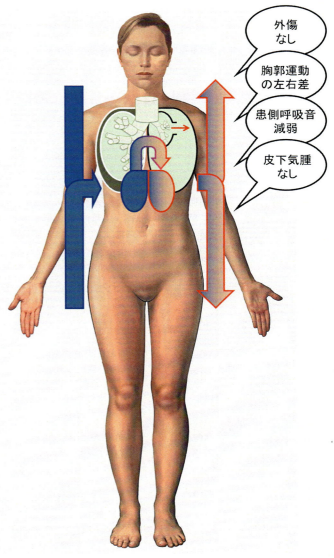

図39 シナリオ⑮ 気胸の呼吸・循環動態

―― 低酸素性肺血管収縮（Hypoxic Pulmonary Vasoconstriction；HPV）――

　肺胞の含気が減少する、あるいは無気肺になるなど、肺胞の低酸素状態をきっかけとして肺胞毛細血管が強力に収縮する生理反応を低酸素性肺血管収縮（HPV）といいます。気胸では、患側肺胞が完全に脱気して含気がゼロになると、ガス交換異常が換気血流不均等から肺内シャントに変化するため、理論上は低酸素血症が増悪します。しかし、HPVを生じると患側肺胞の毛細血管が収縮して患側の肺血流がほとんどなくなります。HPVの結果、肺血流のほとんどが健側を流れるようになるため、低酸素血症はむしろ改善します。

5．シナリオ⑰　緊張性気胸　（2頁表1／3．呼吸器疾患、3-5．緊張性気胸）

　現場に到着する前に（現場活動を開始する前に）、出場指令（表62）に基づいて、ハイリスク傷病者の判断（24頁表11）を行います。ハイリスク傷病者と判断した場合は、内因性ロード＆ゴーの適応を考慮して現場活動に臨みます。シナリオ⑮から開始する場合は、出場指令はシナリオ⑮を使用します。この場合はハイリスク傷病者とは判断しません。シナリオ⑰から開始する場合は、シナリオ⑰の出場指令から開始します。この場合はハイリスク傷病者と判断します。

表62　シナリオ⑰の出場指令の例

```
覚知；      5分前
傷病者；    16歳　男性
主訴；      胸痛、呼吸困難
通報者；    母親
現場；      傷病者自宅
```

通信指令員からの情報（ハイリスク傷病者の判断）

呼吸の確認
通信指令員　「呼吸は楽にしていますか？」「普段通りの呼吸ですか？」
母親　　　　「ひどく苦しそうで息ができていません」

循環の確認
通信指令員　「冷や汗をかいていますか？」
母親　　　　「たくさん汗をかいています」

顔色の確認
通信指令員　「顔色は悪いですか？」
母親　　　　「ひどく悪いです」

意識の確認
通信指令員　「普通に話ができますか？」
母親　　　　「目は開けますが、話はまったくできません」

主な訴え・症候・症状	ハイリスク症候（症状）	推定される疾患・病態
呼吸困難	「突然の」「会話ができない」「横になれない」「冷汗や顔色不良を伴う」	心不全、喘息重積発作
胸痛	「突然の」「冷汗や顔色不良を伴う」「激しい」	急性心筋梗塞

インストラクター/主催者

- 傷病者は自室、あるいは居間のソファーに前かがみで坐っている。
- くしゃみをした直後から吸気時に左胸が痛くなり、呼吸困難となったため母親が救急要請した。
- 傷病者はやせて背が高く、苦悶様の表情で左胸を押さえている。
- 部活はサッカー部に所属している。
- 傷病者には特に既往はない。

7 POT Basic 2 呼吸　2・POT Basic 2 の症例

　ハイリスク傷病者ではないと判断した場合であっても、ハイリスク症候(症状)(25頁表12)と判断した場合は、急変の可能性や内因性ロード＆ゴーの適応を考慮して現場活動に臨みます。ここでは、呼吸困難および胸痛に関するハイリスク症候(症状)を示します。救急隊長あるいは救急救命士は、現場活動の方針を決定して、携行資器材の準備・指示を行ってください。

5-1．シナリオ⑰のバイタルサイン

　シナリオ⑰の身体所見とバイタルサインの例を表63に示します(現着時②)。シナリオ⑮から開始する場合は、現着時の身体所見とバイタルサインはシナリオ⑮に従います(現着時①)。この場合は、救急車内でシナリオ⑰の身体所見とバイタルサインへ増悪します。

表63　シナリオ⑰の身体所見とバイタルサインの例

		現着時① (シナリオ⑮から開始する場合)	現着時② (シナリオ⑮から開始した場合は車内)
意識レベル(JCS)		意識清明	JCS 10〜30
呼吸数	10秒/1分	4〜5/24〜30	5〜6/30〜36
	付加所見	浅く速い 呼気時の左胸痛を伴う	努力様呼吸
脈拍数	10秒/1分	15〜16/90〜96	22〜26/132〜156
	付加所見	橈骨；触知する	橈骨；微弱
呼吸音		左呼吸音減弱	左呼吸音消失
血圧(mmHg)		100〜110/50〜60	60〜70/40〜50
SpO₂(%)		94〜96	70〜80
心電図	主波形	洞調律	洞調律
	所見	ST変化なし	著しく不整
瞳孔	径(mm)	3：3	4：4
	対光反射	正常	減弱
	付加所見	眼瞼結膜：正常	眼瞼結膜：正常
その他の観察所見		胸痛；左・吸気時 苦悶様の表情 会話可能 左呼吸音の減弱 胸郭運動の左右差 ショックバイタル；なし チアノーゼ；　　なし 外頸静脈の怒張；なし	苦悶様の表情 会話不能 左呼吸音の消失 胸郭運動の左右差 ショックバイタル；著明 チアノーゼ；　　著明 外頸静脈の怒張；著明 患側胸郭の膨隆 患側胸壁の鼓音 健側への気管・縦隔偏位 胸郭〜頸部の皮下気腫
実施項目		• 内因性ロード＆ゴーの適応なし • 酸素投与 • 体位管理(傷病者が楽な姿勢) • 静脈路確保の判断(適応なし)	• 内因性ロード＆ゴーの適応あり • 酸素投与 • 体位管理(ショック体位、仰臥位) • 静脈路確保の判断(適応あり) • 除細動パッドの装着を考慮 • 搬送医療機関の変更を考慮

5-2．シナリオ⑰の呼吸・循環動態

　シナリオ⑰の呼吸・循環動態を図40に示します。傷病者は、くしゃみをきっかけに気胸を生じています。気胸では胸痛、呼吸困難、頻脈を生じます(シナリオ⑮、101頁参照)。換気血流不均等から低酸素血症(チアノーゼ)を生じる可能性がありますが、片側の気胸ではSpO₂値の低下は中程度にとどまることが多いため、重篤な低酸素血症は普通は生じません。気胸傷病者では胸郭運動に左右差を生じ、患側の呼吸音が減弱します。

　緊張性気胸傷病者は、著明な頻呼吸(＞30回/分)、および著しい低SpO₂値(＜90％)から

顔面蒼白；　　　　＋＋
発汗；　　　　　　＋＋
四肢冷感；　　　　＋＋
眼瞼結膜蒼白；　　－

頻脈；　　　　　　＋＋
頻呼吸；　　　　　＋＋
血圧低下；　　　　＋＋

外頸静脈怒張；　　＋＋
下腿浮腫；　　　　±
湿性ラ音；　　　　－

患側の呼吸音消失
胸郭運動の左右差
患側胸郭の膨隆
患側胸壁の鼓音
健側への気管・縦隔偏位
胸郭〜頸部の皮下気腫

咳；　　　　　　　±
発熱；　　　　　　－

動脈
酸素飽和度；低下
径；縮小
内圧；低下（低血圧）

静脈
酸素飽和度；低
径；拡大
内圧；上昇（うっ血＋＋）
外頸静脈怒張；＋＋

緊張性気胸によるチアノーゼの原因

②④ 換気血流不均等　　⑦ 肺胞低換気

 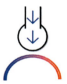 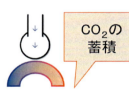

肺胞換気量が少ない　　肺血流が少ない　　分時換気量低下

CO_2の蓄積

心外閉塞・拘束性ショック（右心不全）
静脈うっ血による頸静脈怒張

肺のガス交換能；低下
肺循環；低下

右心の駆出低下によって、静脈還流がうっ血する

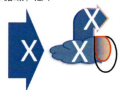

右心の駆出低下によって、肺循環〜左心への還流が減少するが、左心の収縮力はある程度保たれている

	右心	左心
駆出量；	低下	低下
酸素飽和度；	低	低下
うっ血；	＋＋	－

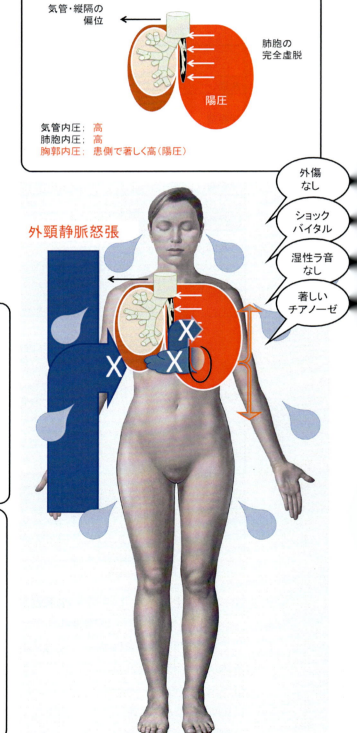

緊張性気胸の病態

気管・縦隔の偏位
肺胞の完全虚脱
陽圧

気管内圧；高
肺胞内圧；高
胸郭内圧；患側で著しく高（陽圧）

外傷なし
ショックバイタル
湿性ラ音なし
著しいチアノーゼ

外頸静脈怒張

図40　シナリオ⑰　緊張性気胸の呼吸・循環

重篤な低酸素血症（チアノーゼ）を生じます。胸腔内圧が上昇して心外閉塞・拘束性ショックを呈するため、傷病者には著明なショックバイタル（顔面蒼白、四肢冷感、発汗）、および外頸静脈怒張を認めます。

緊張性気胸傷病者では、胸郭運動の左右差、患側の呼吸音減弱に加えて、患側胸郭の膨隆、患側胸壁の鼓音、健側への気管・縦隔偏位、胸郭～頸部の皮下気腫などを生じる可能性があります。緊急度・重症度はほとんどの場合重症以上であり、胸腔内圧の著しい上昇から心肺停止の危機が迫っています。迅速な処置が必要です。

リザーバー付き酸素マスクによる大量酸素投与を行います。BVMによる陽圧換気はリスクが高く、病態を増悪させる可能性があります。BVM換気を考慮する場合は極めて慎重に行います。スクイージングの適応はありません。シナリオに応じて、適切なタイミングで内因性ロード＆ゴーを宣言してください。心肺停止となった場合は心肺蘇生法を開始します。

❶緊張性気胸の呼吸・循環障害

緊張性気胸では心外閉塞・拘束性ショックを生じます（49頁表30）。心外閉塞・拘束性ショックは、典型的にはフォレスター分類Ⅲ型（ショックバイタルあり、湿性ラ音なし）の右心不全を生じますので、湿性ラ音はありません（48頁図13、49頁図15、50頁表31）。フォレスター分類Ⅲ型の心不全では、急性期のうっ血所見として外頸静脈怒張を生じます。ショックバイタルおよび湿性ラ音の有無は、心原性ショックの病態を理解するうえで重要ですから、必ず確認してください。

傷病者に体位管理が必要であると判断した場合は、基本的にショック体位で管理します（51頁図16）。呼吸不全が強く、ショック体位に不安がある場合は仰臥位で管理します。傷病者の意識が比較的はっきりしている間は、傷病者が楽な姿勢を優先します。医学的には輸液プロトコルの適応がありますが、実際に輸液を行うかどうかはMCプロトコルに従います（28頁図4）。

❷緊張性気胸の胸腔穿刺部位

救急救命士が施行することはできませんが、緊張性気胸における胸腔穿刺部位 図41 に示します。患側の鎖骨中線上、第2肋間の第3肋骨上縁を18G以上の静脈留置針で穿刺します。内筒針が胸腔内へ到達していれば、内筒を抜去すると同時に空気が流出します。胸郭の膨隆が軽減して循環動態が改善します。

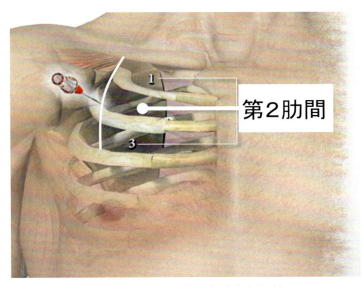

図41　緊張性気胸の胸腔穿刺部位

6. シナリオ⑲　肺血栓塞栓症　(2頁表1／3.呼吸器疾患、3-7.肺血栓塞栓症)

現場に到着する前に(現場活動を開始する前に)、出場指令(表64)に基づいて、ハイリスク傷病者の判断(24頁表11)を行います。ハイリスク傷病者と判断した場合は、内因性ロード＆ゴーの適応を考慮して現場活動に臨みます。この例では、ハイリスク傷病者と判断します。

　ハイリスク傷病者ではないと判断した場合であっても、ハイリスク症候(症状)(25頁表12)と判断した場合は、急変の可能性や内因性ロード＆ゴーの適応を考慮して現場活動に臨みます。ここでは、呼吸困難および胸痛に関するハイリスク症候(症状)を示します。救急隊長あるいは救急救命士は、現場活動の方針を決定して、携行資器材の準備・指示を行ってください。

表64　シナリオ⑲の出場指令の例

```
覚知；      5分前
傷病者；    62歳　女性
主訴；      呼吸困難、胸痛
通報者；    夫
現場；      空港国際線到着ロビー
```

通信指令員からの情報（ハイリスク傷病者の判断）

呼吸の確認
通信指令員　「呼吸は楽にしていますか？」「普段通りの呼吸ですか？」
夫　　　　　「苦しそうにハーハー呼吸しています」

循環の確認
通信指令員　「冷や汗をかいていますか？」
夫　　　　　「たくさん汗をかいています」

顔色の確認
通信指令員　「顔色は悪いですか？」
夫　　　　　「ひどく悪いです」

意識の確認
通信指令員　「普通に話ができますか？」
夫　　　　　「呼びかけると目を開けますが、返答はありません」

主な訴え・症候・症状	ハイリスク症候（症状）	推定される疾患・病態
呼吸困難	「突然の」「会話ができない」「横になれない」「冷汗や顔色不良を伴う」	心不全、喘息重積発作
胸痛	「突然の」「冷汗や顔色不良を伴う」「激しい」	急性心筋梗塞

インストラクター／主催者
- 傷病者は肥満体型。空港国際線到着ロビーのソファーで横になっている。
- 傷病者は家族旅行でアメリカへ行き、30分前にロサンゼルスから航空機で帰国した。
- 傷病者は荷物を受け取り、帰国審査を終えたところで、胸痛と強い呼吸困難を訴えた。
- 傷病者は「苦しい」「何かおかしい」「どうしちゃったのかしら？」と不安を訴えた。
- 傷病者は到着ロビーへ出たところで顔色が悪くなり、うめいて倒れた。
- 傷病者には特に既往はない。

6-1．シナリオ⑲のバイタルサイン

シナリオ⑲の身体所見とバイタルサインの例を表65に示します。

表65　シナリオ⑲の身体所見とバイタルサインの例

		現着時①	現着時②（任意）
意識レベル（JCS）		JCS 10～30	
呼吸数	10秒/1分	5～6/30～36	
	付加所見	努力様呼吸	
脈拍数	10秒/1分	22～26/132～156	
	付加所見	橈骨；微弱	
呼吸音		正常	
血圧（mmHg）		60～70/40～50	
SpO₂（%）		70～80	
心電図	主波形	不整	
	所見	心室性不整脈	
瞳孔	径（mm）	4：4	
	対光反射	減弱	
	付加所見	眼瞼結膜：正常	
その他の観察所見		苦悶様の表情 会話不能 片側呼吸音の減弱；なし 胸郭運動の左右差；なし ショックバイタル；著明 チアノーゼ；著明 外頸静脈の怒張；著明 片側胸郭の膨隆；なし 胸郭～頸部の皮下気腫；なし	
実施項目		・内因性ロード＆ゴーの適応あり ・酸素投与 ・体位管理（ショック体位、仰臥位） ・静脈路確保の判断（適応あり） ・除細動パッドの装着を考慮	

6-2．シナリオ⑲の呼吸・循環動態

シナリオ⑲の呼吸・循環動態を図42に示します。肺血栓塞栓症（pulmonary embolism；PE）の初期症状として多いのは、呼吸困難(73%)、胸痛(53%)です（表66）。およそ3割には不安感や冷汗を伴います。重症のPEでは突然の意識障害を生じたり、突然の心肺停止を生じたりする場合もあります。これらはPEに特有の症状ではないため、自覚症状や身体所見だけでPEと判断するのは困難です。既往や通院歴、発症までの経過などの情報収集も併せて行い、総合的に

表66　肺血栓塞栓症の初期症状

肺血栓塞栓症（PE）の初期症状	%
呼吸困難	73
胸痛	53
不安感	31
冷汗	31
失神	27
動悸	15
発熱	15
咳嗽	13
血痰	6

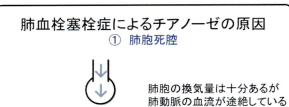

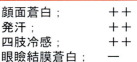

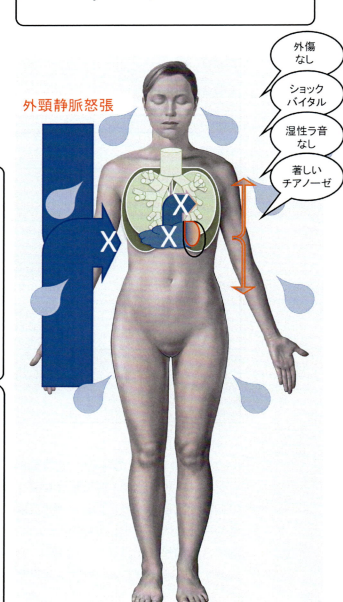

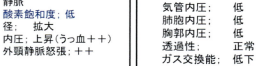

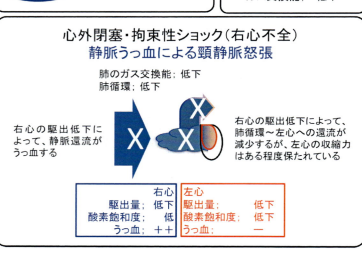

図42　シナリオ⑲　肺血栓塞栓症の呼吸・循環動態

判断します。特に、急性冠症候群および大動脈解離との判別が重要です。
　リザーバー付き酸素マスクで大量酸素投与を行います。状況に応じてBVMによる補助換気、あるいは人工呼吸を考慮します。スクイージングの適応はありません。シナリオに応じて、適切なタイミングで内因性ロード&ゴーを宣言してください。

❶ PE の呼吸・循環障害

PE では心外閉塞・拘束性ショックを生じます (49 頁表 30)。心外閉塞・拘束性ショックは、典型的にはフォレスター分類 III 型 (ショックバイタルあり、湿性ラ音なし) の右心不全を生じますので、湿性ラ音はありません (48 頁図 13、49 頁図 15、50 頁表 31)。フォレスター分類 III 型の心不全では、急性期のうっ血所見として外頸静脈怒張を生じます。ショックバイタルおよび湿性ラ音の有無は、心原性ショックの病態を理解するうえで重要ですから、必ず確認してください。

傷病者に体位管理が必要であると判断した場合は、基本的にショック体位で管理します (51 頁図 16)。呼吸不全が強く、ショック体位に不安がある場合は仰臥位で管理します。傷病者の意識が比較的はっきりしている場合は、傷病者が楽な姿勢を優先します。医学的には輸液プロトコルの適応がありますが、実際に輸液を行うかどうかは MC プロトコルに従います (28 頁図 4)。

❷ 深部静脈血栓症 (DVT)

深部静脈血栓症 (deep vein thrombosis；DVT) は、膝窩静脈、大腿静脈、ふくらはぎの後脛骨静脈などに生じます。罹患部には疼痛や発赤・腫脹などの症状を伴う場合もありますが、無症状で経過することも多く、気づかないこともあります。DVT 傷病者のおよそ 50％には、無症状の肺血栓塞栓症があります。医療機関における画像検査では、肺塞栓症患者のおよそ 20％には、実際に DVT が見つかります。DVT と PE を合わせて、「静脈血栓塞栓症」といいます。静脈血栓塞栓症の危険因子を表 67 に示します。

表 67　静脈血栓塞栓症の危険因子

静脈血栓塞栓症の危険因子	
強	静脈血栓塞栓症の既往
	先天性血栓性素因
	抗リン脂質抗体症候群
	下肢麻痺
中	高齢
	長期臥床 (長期坐位)
	うっ血性心不全
	呼吸不全
	悪性疾患
	中心静脈カテーテル
	癌の化学療法
	重症感染症
弱	肥満
	エストロゲン療法
	下肢静脈瘤

❸ PE の心電図変化

PE では右心不全に伴う右房負荷を生じるため、肺性心と呼ばれる心電図変化を生じる可能性があります。肺性心では、右房・右室負荷のため心電図上 P 波の漸高を認めます (図 43)。しかし、FE に伴う肺性心 (P 波の漸高) は、実際にはほとんど観察されません。PE 特異性が高い心電図変化としては、S1Q3T3 パターンがあります。S1Q3T3 パターンでは、心電図上、I 誘導で深い S 波 (S1)、III 誘導で Q 波 (Q3)、陰性 T 波 (T3) を認めます (図 43)。しかし、実際に S1Q3T3 パターンが観察されるのは PE 全体の 10％です。また、心電図上、下壁梗塞と前壁梗塞を認める場合は、FE の可能性があります。このように、PE の心電図変化は多くが非特異的です。

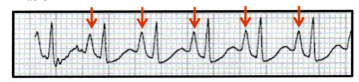
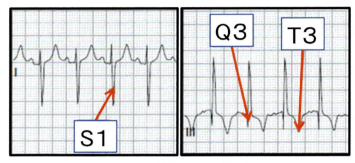

図43 肺血栓塞栓症の心電図変化

7. シナリオ⑯ 窒息（上気道異物） （2頁表1／3. 呼吸器疾患、3-4. 窒息・上気道異物）

　現場に到着する前に（現場活動を開始する前に）、出場指令①（表68）または出場指令②（表69）に基づいて、ハイリスク傷病者の判断（24頁表11）を行います。ハイリスク傷病者と判断した場合は、内因性ロード＆ゴーの適応を考慮して現場活動に臨みます。この例では、①②共にハイリスク傷病者と判断します。ただし、出場指令①（表68）は不完全気道閉塞、出場指令②（表69）は完全気道閉塞です。

　ハイリスク傷病者ではないと判断した場合であっても、ハイリスク症候（症状）（25頁表12）と判断した場合は、急変の可能性や内因性ロード＆ゴーの適応を考慮して現場活動に臨みます。ここでは、呼吸困難に関するハイリスク症候（症状）を示します。救急隊長あるいは救急救命士は、現場活動の方針を決定して、携行資器材の準備・指示を行ってください。

　気道異物では、通信指令員あるいは救急隊員による口頭指導が重要となります。状況に応じて適切な指導を行ってください。出場指令②（表69）は完全気道閉塞なので、通信指令員あるいは救急隊員による口頭指導が必須です。通信指令員による口頭指導の例を図44に示します。

表68　シナリオ⑯の出場指令の例①

```
覚知；     1分前
傷病者；   28歳　女性
主訴；     呼吸困難（上気道異物）
通報者；   夫
現場；     傷病者自宅
```

通信指令員からの情報（ハイリスク傷病者の判断）

呼吸の確認
通信指令員　「呼吸は楽にしていますか？」「普段通りの呼吸ですか？」
夫　　　　　「ヒューヒューと苦しそうに息をしています」

循環の確認
通信指令員　「冷や汗をかいていますか？」
夫　　　　　「かいていません」

顔色の確認
通信指令員　「顔色は悪いですか？」
夫　　　　　「悪いです」

意識の確認
通信指令員　「普通に話ができますか？」
夫　　　　　「問いかけにはうなずきますが、会話はできません」

主な訴え・症候・症状	ハイリスク症候（症状）	推定される疾患・病態
呼吸困難	「突然の」「会話ができない」「横になれない」「冷汗や顔色不良を伴う」	心不全、喘息重積発作

インストラクター/主催者

- 傷病者は、食事中にステーキを喉に詰まらせた。
- 目撃していた夫が救急要請した。
- 傷病者には特に既往はない。

表69　シナリオ⑯の出場指令の例②

```
覚知；     1分前
傷病者；   80歳　男性
主訴；     呼吸困難（上気道異物）
通報者；   息子
現場；     傷病者自宅
```

通信指令員からの情報（ハイリスク傷病者の判断）

呼吸の確認
通信指令員　「呼吸は楽にしていますか？」「普段通りの呼吸ですか？」
息子　　　　「息がまったくできません」

循環の確認
通信指令員　「冷や汗をかいていますか？」
息子　　　　「かいていません」

顔色の確認
通信指令員　「顔色は悪いですか？」
息子　　　　「悪いです」

意識の確認
通信指令員　「普通に話ができますか？」
息子　　　　「目は開いていますが、会話はまったくできません」

主な訴え・症候・症状	ハイリスク症候（症状）	推定される疾患・病態
呼吸困難	「突然の」「会話ができない」「横になれない」「冷汗や顔色不良を伴う」	心不全、喘息重積発作

インストラクター/主催者

- 傷病者は、団子を食べていたところ、突然、苦しそうに喉をかきむしって倒れた。
- 目撃していた息子が救急要請した。
- 傷病者は高血圧で通院している。

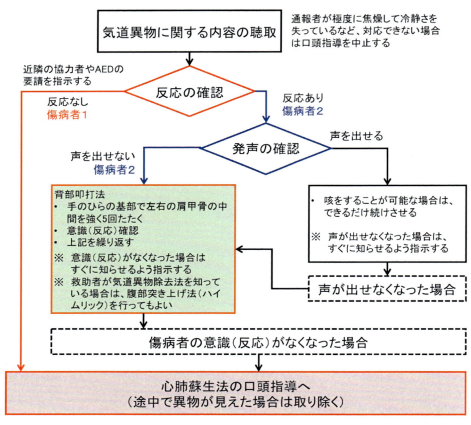

図44　通信指令員による口頭指導の例
(平成24年度救急業務のあり方に関する検討会報告書p164の一部を改変・編集)

7-1. 窒息(上気道異物)の身体所見

窒息の主な症状と緊急度を表70に示します。気道の不完全閉塞では、傷病者は意識があり、会話(発声)、咳、呼吸が可能です。気道の不完全閉塞の緊急度は中程度までにとどまります。一方、気道の完全閉塞では、傷病者は会話(発声)、咳、呼吸が不可能となります。気道の完全閉塞の緊急度は高く、迅速な処置が必要となります。呼吸音は聴取できず、激しい努力呼吸、シーソー

表70　窒息の主な症状と緊急度

症状		異物の部位	緊急度
咳	努力呼吸		
軽～強	なし	気道の不完全閉塞 気管支(下気道)および気管の小さな異物	低
激しい	あり	気道の不完全閉塞 咽頭・喉頭(上気道)および気管の比較的大きな異物	中
なし	激しい (陥没呼吸)	気道の完全閉塞 咽頭・喉頭(上気道)および気管の大きな異物	高

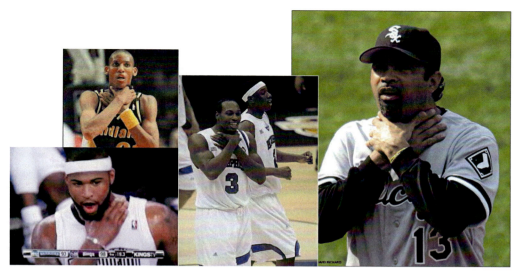

写真6　窒息のサイン(チョークサイン)

呼吸、陥没呼吸などの胸郭運動異常を生じます。気道の完全閉塞は、多くの場合、咽頭・喉頭異物(上気道異物)が原因ですが、気管異物が原因となる場合もあります。気道の完全閉塞では、傷病者は両手の指で喉のあたりをつかむ「窒息のサイン(チョークサイン)」を示す場合もありますが(写真6)、本邦では苦悶様表情を呈して不穏状態となる場合がほとんどです。肺への空気流入が途絶するため、傷病者はチアノーゼを生じて意識状態が悪化します。迅速に異物を除去しなければ心停止となります。

7-2．気道異物の身体所見

気道異物の身体所見を表71に示します。胸腔外の咽頭・喉頭異物(上気道異物)では、吸気時喘鳴(ストライダー)、喘ぎなど、聴診器を使用しなくても聴取可能な吸気性雑音を生じます。努力呼吸、シーソー呼吸、陥没呼吸などの胸郭運動異常を認めます。胸腔内の気管支異物(下気道異物)では、聴診で笛声音(ウィーズ)、いびき音(ロンカイ)などの呼吸性雑音を生じます。胸郭運動の左右差など胸郭運動異常を生じる場合もあります。

表71　気道異物の身体所見

異物の部位	症状	所見	胸郭運動
咽頭・喉頭 (上気道) 胸腔外気管	吸気困難	吸気雑音 吸気時喘鳴 (ストライダー) 喘ぎ	努力呼吸 シーソー呼吸 陥没陥没
胸腔内気管	呼気困難	呼気雑音 呼気時喘鳴	努力呼吸 シーソー呼吸
気管支 (下気道)	呼気困難	呼気雑音 笛声音(ウィーズ) いびき音(ロンカイ) 呼吸音の左右差	胸郭運動の左右差

7-3．窒息(上気道異物)の現場活動

❶窒息(上気道異物)の処置①　現着時に傷病者の意識がある場合

窒息(上気道異物)プロトコルの例を図45に示します。現場到着時に傷病者の意識があり、

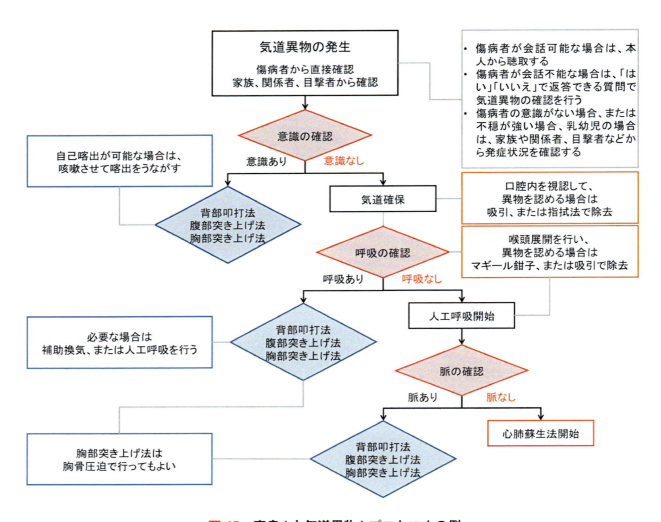

図 45 窒息(上気道異物)プロトコルの例

初期評価において気道の完全閉塞と判断した場合は、背部叩打法、腹部突き上げ法、胸部突き上げ法を行って異物の除去を図ります。現場到着時に傷病者の意識があり、気道の不完全閉塞と判断した場合は、まず高流量酸素投与を行います。SpO_2 値が維持できる場合は、安静を維持してそのまま搬送します。SpO_2 値が著しく低い場合、あるいは低下傾向にある場合は、背部叩打法、腹部突き上げ法、胸部突き上げ法を行って異物の除去を図ります。

❷窒息(上気道異物)の処置②　処置中に傷病者の意識が低下した場合

背部叩打法、腹部突き上げ法、胸部突き上げ法を行っているうちに傷病者が意識を失った場合は、仰臥位にしたうえで直ちに胸骨圧迫を開始します。この胸骨圧迫は迅速な異物除去を期待して行うもので、胸部突き上げと目的は同じです。心肺停止による適応ではないので、脈の触知を行う必要はありません。速やかに喉頭展開して気道異物を確認してください。異物を視認できる場合は、マギール鉗子を用いて、または吸引を行って異物を除去します。BVMによる人工呼吸で換気可能な場合は、脈の触知を行います。脈を触れない場合は胸骨圧迫を継続してください。

❸窒息(上気道異物)の処置③　現着時に傷病者の意識がない場合

現着時に既に傷病者が意識を失っていた場合は、気道確保のうえ迅速に初期評価を行います。呼吸、脈、共に認めない場合は、心肺蘇生を開始します。この際、口腔内に異物を視認できる場合は、吸引または指拭法で異物を除去してください。BVMによる人工呼吸で気道抵抗が高く胸郭運動を認めない場合は、再気道確保を行います。それでも気道抵抗が高い場合は、喉頭展開して気道異物の有無を確認します。異物を視認できる場合は、マギール鉗子を用いて、または吸引を行って異物を除去してください。傷病者には気管挿管の適応があります。

8 POT Basic 3 意識障害

8-1 POT Basic 3 のスキャホールディングとコンピテンシー

インストラクターまたはプロバイダーなど(主催者)

POT Basic 3 のスキャホールディングおよびコンピテンシーの例を表72に示します。表72は、表4(8頁)をPOT Basic 3向けにアレンジしたものです。主催者は、表72に記載されている項目以外にも、新たにスキャホールディングまたはコンピテンシーを設定することができます。例としては、都道府県あるいは所属消防本部で採用されているMCプロトコルや、緊急度・重症度判断基準、搬送実施基準などが挙げられます。主催者は、受講者が救急救命士であるかどうか、経験年数がどの程度かを考慮したうえで、あらかじめ適切な難度(スキャホールディング1〜3)と明確な目標(コンピテンシー)を設定して受講者へ提示してください。併せて、主催者は教育技法(コーチングまたはティーチング)を選択します(20頁表9)。場合によっては、理解度や活動内容に応じて、トレーニングの途中で教育技法を変更することも考慮します。

表72　POT Basic 3 のスキャホールディングおよびコンピテンシーの例

スキャホールディング	主なコンピテンシー
1. 推奨シナリオ　⑧〜⑫、㉓〜㉕ 2. 推奨プロトコル　PCEC/ PSLS/ PEMEC 3. トレーニング難度 　・スキャホールディング1　救急隊員 　・スキャホールディング2　救急救命士(現場経験＜5年) 　・スキャホールディング3　救急救命士(現場経験≧5年) 4. 適切な判断・処置 　・意識障害の原因の判断 　・一次性脳病変と二次性脳病変の判別 　・脳卒中の判断 　・脳ヘルニアの判断 　・脳卒中もどきの判断 　・必要となる救急救命処置の判断 　・ハイリスク傷病者の判断 　・ハイリスク症候(症状)の判断 　・内因性ロード＆ゴーの判断 　・緊急度・重症度の判断 　・搬送医療機関の決定 　・車内収容およびファーストコールのタイミング 　・静脈路確保の適応 　・適切な車内活動とセカンドコールのタイミング 5. トレーニングへの介入 　・必要となる処置が誤っている・判断できない場合 　・必要となる処置を行うタイミングが誤っている場合 6. 実行可能で最良のコンピテンシー 　・判断が正しかったどうか、判断のタイミングが適切だったかどうかをディスカッションで総括する 　・必要となる処置が正しかったかどうか、処置を行うタイミングが適切だったかどうかをディスカッションで総括する	**大項目** 1. 意識障害の原因となる疾患の病態を理解している 2. 一次性脳病変と二次性脳病変を判別できる 3. 脳卒中を判断できる 4. 脳ヘルニアを判断できる 5. 脳卒中もどきを判断できる 6. 必要となる救急救命処置(特定行為を含む)を判断できる **小項目** 1. 状況評価におけるハイリスク傷病者の判断 2. ハイリスク症候(症状)の判断 3. 初期評価における内因性ロード＆ゴーの判断と処置 4. バイタルサインにおける内因性ロード＆ゴーの判断と処置 5. 症候別緊急度分類における内因性ロード＆ゴーの判断と処置 6. 緊急度・重症度判断と処置 7. 搬送医療機関の決定 8. 車内収容およびファーストコールのタイミング 9. 静脈路確保の判断と処置 10. 適切な車内活動とセカンドコールのタイミング

8-2 POT Basic 3 で使用するシナリオ

主催者

　POT Basic 3 で使用するシナリオは、⑧〜⑫の 5 症例と㉓〜㉕の 3 症例合計 8 症例です (5 頁表 3)。これらはすべて意識障害を生じる疾患です。このうち、シナリオ⑪ (脳梗塞) は必須です。主催者は、開催時間に応じて、⑪以外のシナリオを 2 つ、または 3 つ選択することができます。

　POT Basic 3 では、導入として、まずシナリオ⑪を実施してください。シナリオ⑪を行うことによって、受講者は POT Basic の流れを具体的に把握できますし、コンピテンシー大項目の理解が促進されます。表 72 のコンピテンシー大項目に記載されているように、POT Basic 3 では意識障害を生じる疾患、一次性脳病変と二次性脳病変の判別、脳卒中の判断、脳ヘルニアの判断、脳卒中もどきの判断に重点が置かれています。

8-3 POT Basic 3 で使用するプロトコル

主催者および受講者

　POT Basic 3 では、傷病者の主な症候 (症状) が意識障害である場合は PCEC 標準アルゴリズム (34 頁図 7) に基づいて、傷病者に脳卒中を疑う場合は PSLS 標準アルゴリズム (37 頁図 9) に基づいて活動を行います。ただし、具体的な病態・症候が判断できるまでは PEMEC 標準アルゴリズム (30 頁図 6) に基づいて活動します。受講者は、あらかじめ PCEC ガイドブック[注3)]、および PSLS ガイドブック[注4)]を参照しておくか、あるいは第 4 章「POT Basic で使用する定義」(24 頁) および第 5 章「POT Basic で使用するアルゴリズム」(29 頁) の PCEC/ PSLS 標準アルゴリズムを理解しておくなどの事前学習が必要となります。トレーニングに時間的な余裕がある場合は、主催者が PCEC/ PSLS アルゴリズムを解説する時間を設けることで受講者の事前学習に換えることもできますが、学習効率を考慮すれば事前学習がより好ましいといえます。

8-4 POT Basic 3 では意識障害を生じる疾患に関する事前学習が必要

受講者

　受講者は、POT Basic3 を受講する前に、事前学習として次項の「意識障害の原因」を理解しておく必要があります。意識障害を生じる疾患、および一次性脳病変と二次性脳病変による意識障害の特徴、現症・身体所見、随伴症候を理解したうえで、適切な救急救命処置が判断できるようあらかじめ学習しておきます。特に、脳卒中の判断、脳ヘルニアの判断、脳卒中もどきの判断が重要です。

　トレーニングに時間的な余裕がある場合は、意識障害を生じる疾患に関する解説を主催者が行うことで受講者の事前学習に換えることもできますが、学習効率を考慮すれば事前学習がより好ましいといえます。

1 意識障害の原因

1．一次性脳病変と二次性脳病変

意識障害の原因には、頭蓋内に病変が存在する一次性脳病変と、頭蓋外に病変が存在する二次性脳病変の2種類がある（図46）。救急救命士および救急隊員は、意識障害の原因が一次性脳病変なのか、それとも二次性脳病変なのかを判別しなくてはならない。この判断は、院外救急救命処置および医療機関選定に大きな影響を与える。救急現場では、意識障害の原因として、「AIUEO TIPS（アイウエオチップス）」あるいは「意識に障害、なるほどまずい、試して酸素」を念頭に救急救命活動を行うが、それだけで意識障害の原因が判断できるわけではない（表73）。情報収集の結果（32頁表17～19）、脳卒中の典型的な5症状（表74）の有無、バイタルサインおよび身体所見、神経学的所見を含む全身観察の結果から、意識障害の原因を総合的に判断する必要がある。意識障害の緊急度・重症度判断基準において重症以上と判断した場合や、PCEC/PSLS標準アルゴリズムにおいて内因性ロード＆ゴーを宣言した場合であっても、意識障害の推定原因（MISTのM、Mechanism）（33頁表21）の情報を医療機関へ提供するための努力を継続するべきである。一次性脳病変および二次性脳病変における身体所見の特徴は、一次性脳病変と二次性脳病変を判別する際の参考になる（表75）。

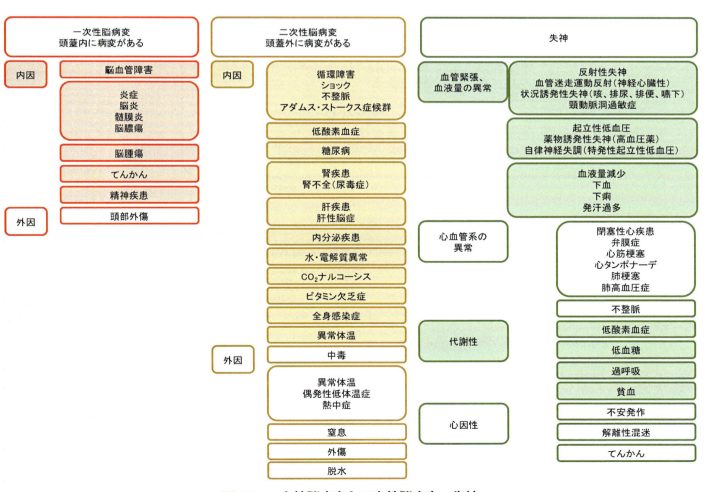

図46　一次性脳病変と二次性脳病変、失神

表73　「AIUEO TIPS(上)」と「意識に 障害 なるほどまずい 試して酸素(下)」

AIUEO TIPS（アイウエオチップス）

Acute alcoholism（急性アルコール中毒）
Insulin（インスリン）
Uremia（尿毒症）
Endocrine（内分泌）
Oxygen（低酸素血症）、Opiate（麻薬）
Trauma（外傷）、Temperature（異常体温）
Infection（感染症）
Psychiatric（精神疾患）、Porphyria（ポルフィリン症）
Syncope（失神）、Stroke（脳卒中）

意識に障害　なるほどまずい　試して酸素

い ;	インスリン	低血糖・高血糖
し ;	ショック	
き ;	飢餓	低栄養
に ;	尿毒症	腎疾患
しょう ;	消化器疾患	肝疾患
が ;	外傷	
い ;	飲酒	アルコール関連
なる ;	ナルコーシス	
ほ ;	ホルモン	甲状腺・副腎疾患など
ど ;	瞳孔不同	脳ヘルニア
ま ;	麻薬ほか	薬物・毒物中毒
ずい ;	髄膜炎	髄膜炎・脳炎
た ;	体温異常	熱中症・偶発性低体温症
め ;	メンタル	精神疾患
し ;	失神	
て ;	てんかん	痙攣・てんかん
さん ;	酸素	低酸素血症
そ ;	卒中	脳卒中

表74　脳卒中の典型的な5症状

脳卒中の典型的な5症状
① 突然の、顔面、上下肢の、特に一側に限局したしびれや脱力
② 突然の、言語理解や会話の混乱
③ 突然の、歩行障害、めまい、バランス障害、不器用さ
④ 突然の、片眼や両眼の視力異常
⑤ 突然の、かつてない激しい頭痛

表75　一次性脳病変と二次性脳病変の比較

	一次性脳病変		二次性脳病変	
意識障害のタイプ	覚醒障害 GCS；E (Eye opening) の障害		認知障害 GCS；V (best Verbal response) の障害	
経過	急性	・脳血栓、ラクナ梗塞は比較的緩徐な経過をたどる。	緩徐	
意識レベルの変動	ー	・脳出血、くも膜下出血では、出血量が増加すれば意識レベルの増悪が生じてよい。	＋	
局所神経症状	＋	・意識障害で局所神経症状を認めても、その2割は二次性脳病変（脳卒中もどき）である。 ・くも膜下出血や髄膜炎、脳炎・脳症には局所神経症状がなくてもよい。	ー	・低血糖発作、肝性脳症など、二次性脳病変であっても局所神経症状（脳卒中もどき）を生じることがある。
瞳孔異常	＋		ー	・熱中症では瞳孔不同を生じることがある。
呼吸異常	＋		ー	・ショックでは、脳灌流低下による脳虚血でチェーン・ストークス呼吸を生じることがある。 ・髄膜炎、脳炎ではビオー呼吸を生じることがある。 ・著しい代謝性アシドーシスでは、クスマウル呼吸を生じることがある。
不随意運動	ー	・脳ヘルニアでは除皮質硬直、または除脳硬直を生じてよい。	＋	

注　身体所見の有無を左に、例外または注意事項を右に箇条書きで示す。

● JPTEC、JATEC、PSLS、PCEC と意識障害の関係

外因で生じる意識障害（一次性脳病変および二次性脳病変の一部）は、主に JPTEC 標準アルゴリズム（または JATEC 標準アルゴリズム）が扱う病態であり、既に充実したトレーニングプログラムが存在する。一次性脳病変のうち、脳卒中などの脳血管障害は PSLS 標準アルゴリズムが扱う意識障害であり、臨床救急医学会がトレーニングプログラムを策定している。PCEC 標準アルゴリズムは、脳卒中を含む意識障害傷病者に対する病院前救護の標準化トレーニングプログラムであり、PSLS と合わせて意識障害傷病者の緊急度・重症度判断に優れている。

2．二次性脳病変の原因は多彩

二次性脳病変の原因は、内因だけでも、循環障害、糖尿病、腎・肝疾患、内分泌疾患、水・電解質異常、CO_2 ナルコーシス、ビタミン欠乏症、全身感染症、異常体温など、非常に多くの病態が含まれる（図46）。これらに一過性意識障害である失神まで加えると、意識障害の原因として判別が必要な二次性脳病変の病態は膨大な数となる。

3．脳卒中もどき

意識障害傷病者に片麻痺や構語障害、瞳孔不同、痙攣など、一次性脳病変を強く疑う局所神経症状を認める場合でも、その 20％は頭蓋内病変がない二次性脳病変である。二次性脳病変に局所神経症状（脳卒中症状）を生じる病態を「脳卒中もどき」という。二次性脳病変に脳卒中もど

きが合併すると、脳卒中との判別は困難となる。

3-1．低血糖発作

　低血糖発作では、脳卒中もどきを生じることがある(表75)。低血糖発作に伴う片麻痺は右片麻痺が多く、48時間以内に消失する一過性片麻痺(トッド麻痺)が多い。しかし、片麻痺が一過性かどうかは救急現場では判断できない。情報収集(32頁表17～19)から、糖尿病の病歴・通院歴の有無、糖尿病治療薬が処方されているかどうか、頭痛、悪心・嘔吐、腹痛など自律神経症状の有無、全身観察におけるショックバイタル(顔面蒼白、四肢冷感、発汗)の有無などから、総合的に判断する。一次性脳病変と二次性脳病変の特徴(表75)も参考になる。地域MCが定める血糖測定プロトコルでは、血糖測定の適応を決定する前に脳卒中の可能性を除外しなくてはならない場合がある。低血糖発作に脳卒中もどきが合併すると、血糖値測定の適応から外れる可能性があることに注意する。

3-2．肝性昏睡

　肝性脳症の17.4%には、片麻痺や対麻痺、共同偏視などの局所神経症状(脳卒中もどき)を認める。脳卒中もどきの発症と、肝性脳症の予後は関係しない。情報収集(表17～19)から、肝疾患の有無を確認する。全身観察から、黄疸、くも状血管腫、メズーサの頭、テリー爪、腹水など肝障害を示唆する身体所見の有無を観察する。表75に示した一次性脳病変と二次性脳病変の特徴も参考にして、総合的に判断する。

3-3．急性大動脈解離

　急性大動脈解離では、腕頭動脈や左椎骨動脈が閉塞して脳梗塞や片麻痺を生じる場合がある。下行大動脈の解離では前脊髄動脈が閉塞して対麻痺を生じる場合がある。

3-4．頸部外傷

　外傷によって頸部交感神経節を損傷すると、損傷側の片側顔面にホルネル徴候(縮瞳、眼瞼下垂、発汗停止)を生じる場合があって、瞳孔不同と紛らわしい。

3-5．てんかん

　てんかんの局所性発作であるジャクソン型発作の後に、一過性片麻痺(トッド麻痺)を生じる場合がある。

3-6．熱中症

　熱中症で瞳孔不同を認める場合がある。

4. 意識障害における循環動態

表 76 に、一次性脳病変 (312 名、外因を除く) および二次性脳病変 (217 名、外因を除く) 傷病者のバイタルサインを示す。発症年齢、性別、意識障害の程度 (GCS) に有意差はないが、収縮期血圧、拡張期血圧、心拍数に有意差を認める。典型的な循環動態は、一次性脳病変では血圧 168/90mmHg、脈拍 84/ 分、二次性脳病変では 血圧 111/67 mmHg、脈拍 94/ 分である。一次性脳病変で血圧が高い理由は、高血圧および生活習慣病が脳卒中の危険因子であることを考えれば理解しやすい。特に、脳出血およびくも膜下出血などの出血性脳卒中は、高血圧が発症のリスクファクターであることを理解しておく。

表 76　一次性脳病変と二次性脳病変のバイタルサイン

	一次性脳病変 n= 312	二次性脳病変 n= 217	P値
年齢 平均 ± S.D.	65.8 ± 14.0	62.7 ± 21.8	0.07
女性 人数（%）	137 (43.9)	98 (45.2)	0.78
GCS 平均 ± S.D.	9.88 ± 3.79	9.49 ± 3.55	0.23
収縮期血圧 (mmHg) 平均 ± S.D.	168 ± 36	111 ± 27	<0.0001
拡張期血圧 (mmHg) 平均 ± S.D.	90 ± 19	67 ± 17	<0.0001
脈拍数 (/分) 平均 ± S.D.	84 ± 20	94 ± 24	<0.0001
体温 (℃) 平均 ± S.D.	36.6 ± 1.0	36.8 ± 2.0	0.31

5. 脳卒中

脳卒中 (stroke) は男性に多く、本邦における疾患別死亡原因は第 4 位 (1 位：癌、2 位：心疾患、3 位：肺炎) である。脳卒中の発症率は心筋梗塞の発症率と比較して 3 ～ 10 倍多いため、救急現場活動では急性心筋梗塞よりも脳卒中に遭遇しやすい。日本脳卒中データバンクの解析によれば、脳卒中の病型別発症率は、脳梗塞 76.9%、脳出血 23.1% となっており、脳卒中の 8 割近くを脳梗塞が占める。

脳梗塞では、脳血栓および心原性脳塞栓は発症率が増加している。傷病者の高齢化に伴って心房細動が増加していることから、特に心原性脳塞栓の発症率増加が著しい。一方、脳出血およびラクナ梗塞の発症率は減少傾向にある。

栃木県の調査によれば、脳卒中の病型別 5 年生存率は、脳梗塞 62.8%、脳出血 57.9%、くも膜下出血 54.9%、脳卒中全体では 62.3% であり、虚血性脳卒中と比較して出血性脳卒中の死亡率が高い。脳梗塞と脳出血の特徴を表 77 に示す。

表77 脳梗塞と脳出血の特徴

	脳梗塞	脳出血
発症	安静時 突然発症して完成	ストレス時 排便中 突然発症して増悪
症状	意識障害； ＋ 麻痺； ＋＋ 頭痛； ± 嘔吐； ±	意識障害； ＋＋ 麻痺； ＋＋ 頭痛； ＋＋ 嘔吐； ＋＋
脳ヘルニア	－	＋
脳卒中における 病型別発症率	76.9%	23.1%

5-1．脳卒中の症状

　脳卒中の典型的な5症状は、①突然の、顔面、上下肢の、特に一側に限局したしびれや脱力、②突然の、言語理解や会話の混乱、③突然の、歩行障害、めまい、バランス障害、不器用さ、④突然の、片眼や両眼の視力異常、⑤突然の、かつてない激しい頭痛、である（表74）。このうち、脳卒中を疑う3症状、F-Face(顔の麻痺)、A-Arm(腕の麻痺)、S-Speech(ことばの障害)、については救急要請すべき脳卒中の徴候、ACT-FASTとして一般市民への啓発が行われている（図47）。CPSS(シンシナティ病院前脳卒中スケール)では、脳卒中を疑う3症状のうち、1つでもあれば脳卒中の可能性は72%である（38頁表23）。ただし、二次性脳病変に「脳卒中もどき」が合併することがあるので注意する。

5-2．脳卒中の頭痛

　脳卒中の18～37%に頭痛を認める。出血性脳卒中では頭痛の頻度が高く、持続時間は長く、痛みも強い。虚血性脳卒中では頭痛はないか、あっても軽度であり、短時間で消失する（表77）。

5-3．脳卒中の共同偏視

　脳卒中の20～30%に共同偏視を認める。共同偏視の発生率は、脳梗塞と脳出血では差がない（どちらも20～30%で同じ）。脳卒中の8割近くは脳梗塞なので、現場で遭遇する共同偏視は脳出血よりも脳梗塞の場合が多い。共同偏視を伴う脳卒中は予後が悪い。

5-4．脳ヘルニア徴候

　脳出血やくも膜下出血などの出血性脳卒中では、出血による占拠性病変から脳圧亢進が生じやすいため、脳ヘルニアを合併する可能性がある。一方、虚血性脳卒中では占拠性病変が形成されないので、脳梗塞急性期の脳圧亢進は稀である。ただし、脳梗塞発症後、数日にかけて脳細胞壊死から脳浮腫が進行すれば、脳圧亢進を生じる場合もある。脳圧亢進所見(症状)としてはクッシング徴候(著明な高血圧、および著しい徐脈)が有名であるが、実際の現場ではあまり遭遇しない。脳ヘルニア徴候としてのD(神経症状)の異常(脳ヘルニア徴候)（26頁表14）は定義が具体的であり、実際の救急現場で遭遇する可能性がある。傷病者にJCS Ⅱ桁以上の意識障害を認める場合、または傷病者に脳卒中を疑う場合は、初期評価において必ずDの異常の有無を確認する。Dの異常(脳ヘルニア徴候)を認める場合は、内因性ロード＆ゴーを宣言する。

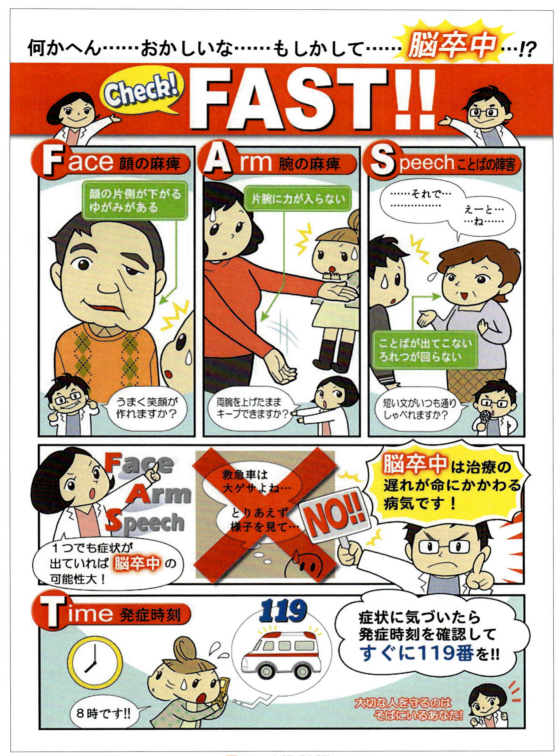

図47　ACT-FAST

(平成22年度循環器病研究開発費「新しい脳卒中医療の開拓と均てん化のためのシステム構築に関する研究」より引用)

6．脳梗塞（虚血性脳卒中）

脳梗塞には、高血圧、糖尿病、高脂血症など生活習慣病を背景として発症する脳血栓およびラクナ梗塞と、心房細動などの不整脈を含む心疾患が原因となる心原性脳塞栓の3種類がある（表78）。脳卒中全体における病型別発症率は、脳血栓24.1％、ラクナ梗塞22.7％、心原性脳塞栓19.2％である。脳血栓および心原性脳塞栓の発症率は増加している。心原性脳塞栓は出血性梗塞を合併して重症化しやすく、退院時死亡率が高い(18.6％)。一方、ラクナ梗塞は最も軽症で、退院時死亡率も低い(1.1％)。

表78　脳梗塞の種類と特徴

	(心原性)脳塞栓 (心原性脳梗塞)	脳血栓 (アテローム血栓性脳梗塞)	ラクナ梗塞
原疾患	不整脈(心房細動) 弁膜症 心筋梗塞 心内膜炎 左房粘液腫	生活習慣病 (高血圧、糖尿病、高脂血症) 血管炎 血液疾患	生活習慣病 (高血圧、糖尿病、高脂血症)
前駆症状	なし	一過性脳虚血発作(TIA)をおよそ半数に認める	なし
発症様式	重症 突然発症して完成 出血性梗塞の可能性	中等症 安静時に突然発症 経過は(比較的)緩徐 段階的に増悪	軽症 経過は最も緩徐
脳卒中における 病型別発症率	19.2％	24.1％	22.7％
退院時死亡率	18.6％	6.9％	1.1％

6-1．脳梗塞の発症

脳血栓およびラクナ梗塞は、血管壁に形成されたアテローム血栓によって徐々に動脈が閉塞して発症するため、脳卒中の中では経過が比較的緩徐であり、夜間から早朝にかけて発症することが多い。脳血栓傷病者のおよそ半数には、24時間以内に局所神経症状が消失する一過性脳虚血発作(transient ischemic attack；TIA)のエピソードがある。情報収集の際、傷病者や関係者に「以前にも似たようなことがありましたか？」とTIAの有無について尋ねることは、脳血栓を判断するうえで参考になる。心原性脳塞栓は突然発症して完成するが、不整脈(心房細動)を伴う場合が多く、心電図所見が重要となる。

6-2．脳梗塞の症状

脳出血と比較して、脳梗塞では意識障害の程度が軽く、頭痛、悪心・嘔吐を伴わないか、伴う場合でも症状が軽い。急性期の脳ヘルニアは稀であり、意識障害の増悪は少ない。脳梗塞の身体所見について、脳出血との比較を表77に、心原性脳塞栓、脳血栓、ラクナ梗塞との比較を表78に示す。

7．脳出血

脳卒中全体における脳出血の病型別発症率は23.1％であり、そのうち、高血圧性脳出血は13.7％、くも膜下出血6.4％、その他の脳出血3.0％である。脳梗塞と比較して、脳出血およびくも膜下出血の予後は悪い。

7-1．脳出血の症状

脳梗塞と比較して、脳出血では意識障害の程度が重く、激しい頭痛、強い悪心・嘔吐を伴いやすい(表79)。急性期に脳圧亢進症状(脳ヘルニア)を合併すると、意識障害が急速に悪化する。脳出血の身体所見について、脳梗塞との比較を表77に、出血部位別の症状を表79に示す。

表79 脳出血の種類と特徴

	脳出血			
	被殻	視床	脳幹	小脳
発症時の意識障害	±	±	+++	−
嘔吐	+	+	++	+++
頭痛	±	±	++	++
めまい	−	−	++	++
麻痺	対側片麻痺	対側のしびれ（慢性期；視床痛）	四肢のしびれ 四肢麻痺	−
瞳孔	病巣を向く共同偏視	内下方視	縮瞳 斜偏視 垂直性眼振	正常 水平性眼振
予後	出血の程度による	出血の程度による	悪い	昏睡でも回復する場合あり
手術	+	±	−	++

7-2．くも膜下出血

脳卒中全体におけるくも膜下出血の病型別発症率は6.4％である。くも膜下出血は女性に多い(男：女＝1：2)。栃木県の調査によれば、くも膜下出血傷病者の5年生存率は54.9％であり、脳卒中の病型別分類では、くも膜下出血の予後が最も悪い。

7-3．くも膜下出血の症状

脳梗塞と比較して、くも膜下出血では意識障害の程度が重く、激しい頭痛、強い悪心・嘔吐を伴いやすい。発症直後の意識状態と予後はよく相関することが知られており、くも膜下出血傷病者のおよそ40％は重度以上の意識障害を呈して予後不良である。世界脳神経外科学会連合(WFNS)によるくも膜下出血の重症度分類を表80に示す。

表80 くも膜下出血の重症度分類

世界脳神経外科学会連合(WFNS)による くも膜下出血の重症度分類		
重症度	GCS	局所神経症状
グレードⅠ	15	なし
グレードⅡ	14-13	なし
グレードⅢ	14-13	あり
グレードⅣ	12-7	不問
グレードⅤ	6-3	不問

● くも膜下出血の重症度

　くも膜下出血の典型的な症状である「突発する激しい頭痛」は、髄液中へのわずか数mLの出血で引き起こされる。普通、この程度の出血では脳圧は亢進しないし、脳ヘルニアも生じない。くも膜下腔への出血は普通、左右差なく脳脊髄液中に拡散するため、片麻痺や瞳孔不同、共同偏視など、左右のどちらかに病巣を指摘できるような局所神経症状も起こらない。世界脳神経外科学会連合（WFNS）におけるくも膜下出血の重症度分類グレード（WFNSグレード）ⅠおよびⅡは、血液が髄液中を拡散するというくも膜下出血特有の特徴をよく反映しており、意識障害は軽度（GCS 15～13）で、局所神経症状を伴わず、予後も良好である。一方、くも膜下出血に脳内血腫（脳出血）を合併すると、片麻痺や瞳孔不同、共同偏視などの局所神経症状を生じる。脳内血腫（脳出血）が著しく増大すれば、脳圧亢進から脳ヘルニアを合併する。WFNSグレードⅢ～Ⅴは、この脳内血腫としての特徴が病態を悪化させており、意識障害が強く（GCS 12～3）、局所神経症状や脳ヘルニア症状を伴っており、予後不良である。

7-4．くも膜下出血における髄膜刺激症状

　髄膜刺激症状である項部硬直、ケルニッヒ徴候、ブルジンスキー徴候は、くも膜下出血の発症後、陽性となるまでに数日を要するため、発症直後のくも膜下出血では陽性となりにくい。

7-5．神経原性肺水腫とたこつぼ型心筋症

　くも膜下出血や脳出血による髄液内への出血、または脳圧亢進は、交感神経刺激を引き起こす。原因として、①延髄の循環中枢に対する（交感神経性の）直接刺激、②髄液に流出した血液に含まれる炎症メディエーターの直接刺激、の2つが考えられている。交感神経過緊張のため血中内ノルアドレナリン（NA）濃度は著しく増加する。その結果、著しい後負荷増加と心室収縮の増強が生じて、傷病者は著明な高血圧を呈する。血管壁収縮増加によって肺胞毛細血管圧が上昇すると、血液中の晶質液が肺胞に漏出するため、神経原性肺水腫を生じる。心臓への過剰な交感神経刺激は、神経原性肺水腫、著明なST低下（上昇）を伴う広範囲の心電図変化、急性左心不全、心室性不整脈を経て、心停止をもたらす。くも膜下出血における血中NA濃度上昇と予後はよく相関する。

2 POT Basic 3 の症例

意識レベルの確認

　POT Basic 3 では意識障害傷病者を扱いますので、ジャパン・コーマ・スケール (JCS) による意識状態の評価に加えて、グラスゴー・コーマ・スケール (GCS) による評価も行います。実際の救急現場でも、JCS だけでなく、GCS あるいはエマージェンシー・コーマ・スケール (ECS) でも意識状態の評価が行えるよう訓練しておきます。

ジャパン・コーマ・スケール (JCS)

　JCS は、刺激による開眼状態を大きく 3 段階に分類し、それぞれをさらに 3 つに細分化して、意識障害を合計 9 段階 (JCS 1〜300) に分類する評価方法です (表81)。最軽症の意識障害は JCS 1、最重症の意識障害は JCS 300 です。JCS では意識清明の状態を表現する方法はありませんが、便宜上、JCS 0 などと表記する場合もあります。評価方法が簡便であり、桁数 (I〜III 桁) だけでも短時間でおおまかな意識状態を評価できます。しかし、JCS では除皮質硬直と除脳硬直がいずれも同じ JCS 200 に分類されるなど、重篤な意識障害では評価が不十分となる場合があります。

表81　ジャパン・コーマ・スケール (JCS、3-3-9 度方式による意識障害の分類)

	I. 刺激しなくても覚醒している（1桁で表現）
1	だいたい意識清明だが、今ひとつはっきりしない
2	時、場所または人物がわからない（見当識障害がある）
3	自分の名前、または生年月日がわからない
	II. 刺激すると覚醒する―刺激を止めると眠り込む（2桁で表現）
10	普通の呼びかけで容易に開眼する ・合目的な運動（例えば「右手を握れ」「離せ」）をするし言葉も出るが、間違いが多い
20	大きな声または身体を揺さぶることにより開眼する ・簡単な命令に応じる、例えば離握手
30	痛み刺激を加えつつ呼びかけを繰り返すと、かろうじて開眼する
	III. 刺激しても覚醒しない（3桁で表現）
100	痛み刺激に対し、払いのけるような動作をする
200	痛み刺激に対し、手足を動かしたり、顔をしかめる
300	痛み刺激に反応しない

R：不穏　I：失禁　A：自発性喪失
例えば JCS 30R (JCS 30 不穏)　JCS 20I (JCS 30 失禁) として表す

グラスゴー・コーマ・スケール (GCS)

　GCS は、開眼 (E4〜E1 の 4 段階)、言語音声反応 (V5〜V1 の 5 段階)、最良の運動反応 (M6〜M1 の 6 段階) を組み合わせて、意識状態を 3〜15 点の合計 13 段階に分類する評価法です (表82)。除皮質硬直 (M3) と除脳硬直 (M2) を区別できるなど、重篤な意識障害の判別に優れています。しかし、評価方法が煩雑なため、初期評価など、短時間でおおまかな意識状態を把握するような

状況には向きません。GCSでは(E1、V1、M6)と(E2、V2、M4)が合計ではいずれも同じ8点なるなど、合計点だけでは重症度を判別できない場合もあります。

表82　グラスゴー・コーマ・スケール (GCS)

評価項目	分類	スコア
E：開眼 （Eye opening）	自発的に開眼する	4
	呼びかけで開眼する	3
	痛み刺激を与えると開眼する	2
	開眼しない	1
V：言語音声反応 （Verbal response）	見当識の保たれた会話	5
	会話に混乱がある	4
	混乱した発語のみ	3
	理解不能な音声のみ	2
	なし	1
M：最良の運動反応 （Best motor response）	命令に従う	6
	合目的な運動をする	5
	逃避反応としての運動	4
	異常な屈曲運動（除皮質硬直）	3
	伸展反応（除脳硬直）	2
	まったく動かさない	1

注　M3：除皮質硬直に相当する　M2：除脳硬直に相当する

JCSとGCS

理解を促進するために、JCSとGCSの対比(表83)を示します。GCSのV(発語)は、JCS 3〜200では位置が決定できませんので、GCS：V3をJCS 10、GCS：V2をJCS 30に置きます。GCSのM(最良の運動反応)は、JCS 3〜30では位置が決定できません。したがって、JCS 3〜200では、GCSの点数にばらつきが生じます。

表83　JCSとGCSの対比

JCS		GCS		
		E；開眼	V；発語	M；最良運動反応
I.　刺激しなくても覚醒している（1桁で表現）				
0	意識清明	4；自発的に	5；見当識あり	6；命令に従う
1	だいたい意識清明だが、今ひとつはっきりしない	4；自発的に	5；見当識あり	6；命令に従う
2	時、場所または人物がわからない（見当識障害がある）	4；自発的に	4；混乱した会話	6；命令に従う
3	自分の名前、または生年月日がわからない	4；自発的に		
II.　刺激すると覚醒する—刺激を止めると眠り込む（2桁で表現）		E；開眼	V；発語	M；最良運動反応
10	普通の呼びかけで容易に開眼する	3；呼びかけで	3；混乱した発語	
20	大きな声または身体を揺さぶることにより開眼する	3；呼びかけで		
30	痛み刺激を加えつつ呼びかけを繰り返すと、かろうじて開眼する	2；痛み刺激	2；理解不能な音声	
III.　刺激しても覚醒しない（3桁で表現）		E；開眼	V；発語	M；最良運動反応
100	痛み刺激に対し、払いのけるような動作をする	1；開眼しない		5；合目的な運動
200	痛み刺激に対し、手足を動かしたり、顔をしかめる	1；開眼しない		4；逃避反応 3；異常屈曲（除皮質硬直） 2；異常伸展（除脳硬直）
300	痛み刺激に反応しない	1；開眼しない	1；なし	1；まったく動かさない

エマージェンシー・コーマ・スケール (ECS)

ECS では、JCS と同様に、意識障害を、I 桁：覚醒している、II 桁：覚醒できる、III 桁：覚醒しない、の 3 段階に分類します。そのうえで、III 桁に GCS の M：最良の運動反応を加えて細分化し、意識障害を合計 9 段階（ECS 1～300）に分類して評価します（表 84）。いわば、JCS と GCS のいいとこ取りです。ECS は理解が比較的容易で、複数の評価者間で評価が一致しやすく、傷病者の意識障害をより正確に評価できるとされています。

表 84　エマージェンシー・コーマ・スケール (ECS)

I 桁；覚醒している ・自発的な開眼、発語または合目的動作をみる	
見当識あり	1
見当識なし　または発語なし	2
II 桁；覚醒できる ・刺激による開眼、発語または従命をみる	
呼びかけにより	10
痛み刺激により	20
III 桁；覚醒しない ・痛み刺激でも開眼、発語および従命がなく、運動反応のみをみる	
痛みの部位に四肢をもっていく、払いのける	100 L
引っ込める（脇を開けて）　または顔をしかめる	100 W
屈曲する（脇を締めて）	200 F
伸展する	200 E
動きがまったくない	300

意識障害の評価が困難な場合

認知症の周辺症状（BPSD）のうち、アパシーでは、普通なら感情が動かされる対象への興味や意欲が低下して、関心を失った状態になります。例えば、うつ性混迷や解離性混迷、緊張性混迷では、話しかけられても応答できず、動くこともできなくなります。脳卒中でも、運動言語中枢や聴覚言語中枢が障害されると、失語症を生じて自発的な発語をすることができなくなります。したがって、精神科疾患がある傷病者や、認知症あるいは脳卒中の既往がある高齢者では、意識障害の評価が困難な場合があります。この場合は、既往や通院歴などの情報収集の結果も参考にして、丁寧に時間をかけて意識状態の評価を行う必要があります。

脳梗塞における呼吸・循環動態を図 48（137 頁）に示します。症例ごとに提示する呼吸・循環動態と、この図 48 を比較することによって、意識障害を生じる疾患のイメージをつかむことができます。図は直感的に理解できるよう工夫してあります。矢印の太さや高さ、色に注意してください。症例の頁では、観察所見の要点をまとめた一覧表や、病態の解説が記載されている場合もあります。

1．シナリオ⑪　脳梗塞　（2頁表1／2．脳疾患　2-3．脳卒中　2-3-2．脳梗塞）

表85　シナリオ⑪の出場指令の例

```
覚知；     5分前
傷病者；   65歳　女性
主訴；     右手足のしびれ
通報者；   息子
現場；     傷病者自宅
```

通信指令員からの情報（ハイリスク傷病者の判断）

呼吸の確認
通信指令員　「呼吸は楽にしていますか？」「普段通りの呼吸ですか？」
息子　　　　「普通に息をしています」

循環の確認
通信指令員　「冷や汗をかいていますか？」
息子　　　　「いいえ」

顔色の確認
通信指令員　「顔色は悪いですか？」
息子　　　　「悪くないです」

意識の確認
通信指令員　「普通に話ができますか？」
息子　　　　「会話はできますが、話し方が普段と違います」

主な訴え・症候・症状	ハイリスク症候（症状）	推定される疾患・病態
頭痛	「突然の」「激しい後頭部痛」「嘔吐」	くも膜下出血
めまい・ふらつき	「突然の」「強い頭痛」「嘔吐」	脳幹・小脳出血
しびれ・麻痺	「一側の」「意識障害・頭痛・構音障害を伴う」	脳梗塞、脳出血、くも膜下出血
悪心・嘔吐	「突然の経験したことのない激しい頭痛」	くも膜下出血

インストラクター／主催者
- 傷病者は、朝、突然右手足のしびれを訴えたため、息子が救急要請した。
- 傷病者には高血圧の既往があり、降圧薬を内服している。
- 傷病者は、普段から血圧が高めで経過している。
- 傷病者が内服している降圧薬の種類と使用量は不明。
- 傷病者は、これまで日常生活は自立していた。
- 傷病者には頭痛と悪心を認めるが、自制内で軽い。

Step1．状況評価

　ここでは、PEMECに基づいて活動を開始します。傷病者の意識障害が明らかな場合は、PCECから開始してもかまいません。通信指令員からの情報を得た時点で、脳卒中の典型的な5症状（120頁表74）のいずれか、あるいはACT-FASTの症状（125頁図47）のいずれかを認める場合は、PSLSから開始する場合もあります。PEMEC/PCEC/PSLSは、Step 4までのアルゴリズムは基本的に共通です。

　現場に到着する前に（現場活動を開始する前に）、出場指令（表85）に基づいて、ハイリスク傷病者（またはハイリスク意識障害の判断）（24頁表11）を行います。ハイリスク傷病者と判断した場合は、内因性ロード＆ゴーの適応を考慮して現場活動に臨みます。この例では、ハイリスク傷病者とは判断しません。

　ハイリスク傷病者ではないと判断した場合であっても、ハイリスク症候（症状）（25頁表12）と判断した場合は、急変の可能性や内因性ロード＆ゴーの適応を考慮して現場活動に臨みます。ここでは、頭痛、めまい・ふらつき、しびれ・麻痺、悪心・嘔吐に関するハイリスク症候（症状）

を示します。救急隊長あるいは救急救命士は、現場活動の方針を決定して、携行資器材の準備・指示を行ってください。

Step2. 初期評価

初期評価による内因性ロード＆ゴーの適応と判断した場合は、内因性ロード＆ゴーを宣言したうえで必要な処置を行います(26頁表13)。特に、脳卒中を疑う傷病者にJCS II 桁以上の意識障害を認める場合は、必ずD(神経症状)の異常＝脳ヘルニア徴候(26頁表14)の有無を確認してください。内因性ロード＆ゴーを宣言した場合は、原則として、それ以降のアルゴリズムをいったん中断して医療機関への搬送を開始します。Step 6 へ移行してファーストコールを行い、車内収容して搬送を開始してください(9頁図1、11頁図2、14頁図3)。輸液プロトコル(28頁図4)やブドウ糖投与プロトコル(28頁図5)の適応がある場合は、併せて指示要請を行います。この例では、初期評価における内因性ロード＆ゴーの適応はありません。

Step3. 情報収集およびバイタルサインの測定

情報収集およびバイタルサインの測定を行って傷病者の病態・症候を判断します。バイタルサインの緊急度分類(26頁表15)が赤1の場合は、内因性ロード＆ゴーと判断します。内因性ロード＆ゴーと「判断する」場合および「判断しない」場合のどちらもStep4 へ移行する点に注意してください。この例では、バイタルサインにおける内因性ロード＆ゴーの適応はありません。

傷病者に脳卒中を疑う場合は、CPSSまたはドロップテストを行って脳卒中の可能性を判断します。正確な発症時刻の把握に努めます。CPSSの観察項目と判断の目安を表23(38頁)に示します。この例では、CPSSの3徴候はすべて陽性です。

Step4. 判断

Step1～3までの結果を包括的に考慮したうえで、緊急度・重症度および内因性ロード＆ゴーの適応を判断します。具体的な病態(疾病)を想定することを目指します。内因性ロード＆ゴー(表13)と判断した場合は、「内因性ロード＆ゴー」を宣言します。それ以降のアルゴリズムをいったん中断・省略して必要な救急処置を行い、Step6 へ移行します。併せて、輸液プロトコル(図4)やブドウ糖投与プロトコル(図5)の適応があるかどうか判断します。

Step4において内因性ロード＆ゴーの適応ではないと判断した場合はStep5 へ移行します。この例では、判断における内因性ロード＆ゴーの適応はありません。

脳卒中の可能性が高いと判断した場合は、PSLSを適応したうえでStep5 へ移行して中枢神経を中心とした重点観察を行います(36頁表22・図8)。内因性ロード＆ゴーの適応ではなく、脳卒中の可能性も低いと判断した場合は、Step5 へ移行して全身観察を行うとともに、急性意識障害あるいは主訴の原因となった病態の把握に努めます。

Step5. 全身観察/重点観察

Step5(全身観察/重点観察)において、具体的な病態(疾病)が想定できる場合は、病態生理に基づく重点観察を行います。PEMEC[注2]の症候別緊急度分類は緊急度・重症度を判断するための参考になります。身体所見、あるいは病態(疾病)に基づいて、緊急度・重症度および内因性ロード＆ゴーの適応を判断します。症候別緊急度分類において赤1と判断した場合、あるいは重症以上と判断した場合は、内因性ロード＆ゴーを宣言します。必要な救急処置を行ったうえでStep6 へ移行します。

脳卒中の可能性が高いと判断した場合は、PSLS を適応したうえで Step5 では主に中枢神経を中心とした重点観察を行います。内因性ロード&ゴーの適応ではなく、脳卒中の可能性も低いと判断した場合は、全身観察を行うとともに、急性意識障害あるいは主訴の原因となった病態の把握に努めます。

Step6. 評価・ファーストコール・特定行為

適切な医療機関を選択してファーストコールを行い、傷病者を車内収容して医療機関へ向けて現発します。輸液プロトコル（図4）、またはブドウ糖投与プロトコル（図5）の適応があると判断した場合は指示要請を行います。

Step7. 車内活動

必要となる救急処置および継続観察を行います。輸液プロトコル（図4）、またはブドウ糖投与プロトコル（図5）の指示要請を行った場合は車内で処置を行います。Step2 または 4 で内因性ロード&ゴー（26頁表13・14）を宣言したため、それ以降の Step を中断・省略した場合は、中断・省略した Step を車内で行います。症状や症候に基づいて継続観察を行い、症状や症候が変化した場合は必要に応じて Step2〜5 を改めて行ってください。必要に応じてセカンドコールを行います。

1-1. シナリオ⑪のバイタルサイン

シナリオ⑪の身体所見とバイタルサインの例を表86に示します。

表86　シナリオ⑪の身体所見とバイタルサインの例

		現着時①	現着時②（任意）
意識レベル（JCS）		JCS 1〜2 GCS 15（E:4, V:5, M:6）	
呼吸数	10秒/1分	2/12	
	付加所見	なし	
脈拍数	10秒/1分	14/84	
	付加所見	なし	
呼吸音		正常	
血圧（mmHg）		160〜170/85〜95	
SpO_2（%）		95〜97	
心電図	主波形	洞調律	
	所見	ST変化なし	
瞳孔	径（mm）	3：3	
	対光反射	正常	
	付加所見	共同偏視；なし 瞳孔不同；なし	
その他の観察所見		頭痛；あり（軽症） 悪心；あり（軽症） 右口角下垂 右上下肢不全片麻痺 CPSSでは右上肢が先に下がる 構音障害	
実施項目		• 内因性ロード&ゴーの宣言（適応なし） • 脳卒中の判断 • 発症時間の確認 • t-PA治療の判断 • 酸素投与の判断 • 体位管理（頭部高位） • 静脈路確保の判断（適応なし）	

1-2. シナリオ⑪の循環動態と神経所見

シナリオ⑪の循環動態と神経所見を図48に示します。傷病者の意識障害は軽く、表情と話し方から右顔面神経麻痺および構音障害に気づきます。傷病者のCPSS（38頁表23）は3徴候すべて陽性なので、脳卒中の可能性は72％以上です。発症時間を必ず確認してください。脳梗塞の特徴については表77（124頁）を参照してください。CPSSは傷病者が脳卒中かどうか評価できますが、重症度は判断できません。内因性ロード＆ゴーの適応（26頁表15）、あるいは緊急安静搬送（Hurry, But Gently）の適応（27頁表16）は、改めて判断してください。

倉敷病院前脳卒中スケール（KPSS）は、脳卒中傷病者の重症度判定、および医療機関選定に優れています（39頁表24）。傷病者のKPSSは3点です（図48）。KPSS 3～9点は医療機関におけるt-PA治療のよい適応です。2点以下は軽症で、t-PA治療の適応はありません。10点以上は重症で、やはりt-PA治療の適応がありません。

傷病者に酸素投与が必要かどうかは、搬送する医療機関に確認してください。脳卒中を疑う傷病者が軽症の場合、空気呼吸でSpO_2値が正常（SpO_2値＞96％）なら、基本的に酸素投与は不要です。傷病者が楽な姿勢で搬送を開始しますが、体位管理が必要であると判断した場合は、頭部高位で管理します。輸液プロトコルの適応はありません（図4）。傷病者はt-PA治療の適応です。

顔面蒼白； 　ー
発汗； 　ー
四肢冷感； 　ー
眼瞼結膜蒼白； 　ー

頻脈； 　ー
頻呼吸； 　ー
血圧低下； 　ー

外頸静脈怒張； 　ー
下腿浮腫； 　ー
湿性ラ音； 　ー

倉敷病院前脳卒中スケール（Kurashiki Prehospital Stroke Scale, KPSS）全障害（満点）は13点			
意識水準	覚醒状況・完全覚醒		正常0点
意識障害（質問）	患者に名前を聞く・正解		正常0点
運動麻痺	上肢麻痺	両手掌を下にして両腕を伸ばす	運動右手 / 運動左手
		・左右の両腕は並行に伸ばし、動かずに保持できる	正常0点
		・手を挙上できるが、保持できず下垂する	1点
	下肢麻痺	両下肢をベッドから挙上する	運動右足 / 運動左足
		・左右の両下肢は動揺せず保持できる	正常0点
		・下肢を挙上できるが、保持できず下垂する	1点
言語	「今日はいい天気です」を繰り返して言う		
	・言語は不明瞭（呂律がまわっていない）、もしくは、異常である		1点
合計			3点

CPSS（シンシナティ病院前脳卒中スケール）	
顔のゆがみ（歯を見せるように、あるいは笑ってもらう）	陽性
上肢挙上（閉眼させ、10秒間上肢を挙上させる）	陽性
構音障害（患者に話をさせる）	陽性

正常

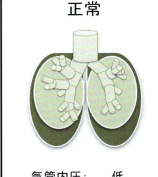

気管内圧； 　低
肺胞内圧； 　低
胸郭内圧； 　低
ガス交換能； 　正常

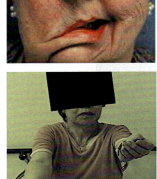

動脈
酸素飽和度；高
径；動脈硬化
圧；上昇（高血圧）

静脈
酸素飽和度；低
径；正常
圧；正常

肺のガス交換能；正常
肺血流； 　正常

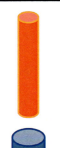

動脈硬化
（後負荷増大）
による左心肥大

右心
還流量； 　正常
酸素飽和度； 　低

左心
駆出量； 　正常
酸素飽和度； 　高

瞳孔所見

右片麻痺

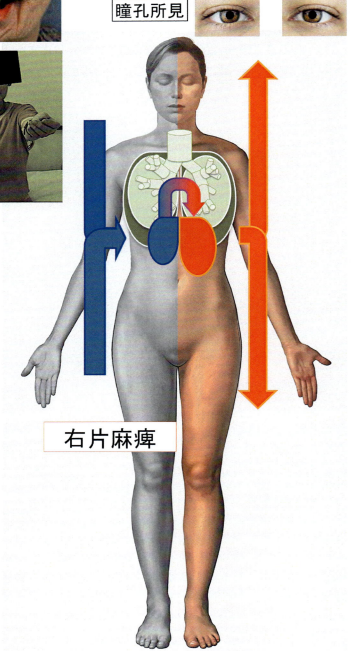

図48　シナリオ⑪　脳梗塞の循環動態と神経所見

2．シナリオ⑩　脳出血　　(2頁表1／2. 脳疾患　2-3. 脳卒中　2-3-1. 脳出血)

現場に到着する前に(現場活動を開始する前に)、出場指令(表87)に基づいて、ハイリスク傷病者の判断(24頁表11)を行います。ハイリスク傷病者と判断した場合は、内因性ロード＆ゴーの適応を考慮して現場活動に臨みます。この例では、ハイリスク傷病者と判断します。

ハイリスク傷病者ではないと判断した場合であっても、ハイリスク症候(症状)(25頁表12)と判断した場合は、急変の可能性や内因性ロード＆ゴーの適応を考慮して現場活動に臨みます。ここでは、頭痛、めまい・ふらつき、しびれ・麻痺、悪心・嘔吐に関するハイリスク症候(症状)を示します。救急隊長あるいは救急救命士は、現場活動の方針を決定して、携行資器材の準備・指示を行ってください。

表87　シナリオ⑩の出場指令の例

```
覚知；     5分前
傷病者；   65歳　女性
主訴；     頭痛　トイレで倒れた　その後様子がおかしい
通報者；   息子
現場；     傷病者自宅
```

通信指令員からの情報（ハイリスク傷病者の判断）

呼吸の確認
通信指令員　「呼吸は楽にしていますか？」「普段通りの呼吸ですか？」
息子　　　　「きつそうですが、息は普通にしているように感じます」

循環の確認
通信指令員　「冷や汗をかいていますか？」
息子　　　　「いいえ」

顔色の確認
通信指令員　「顔色は悪いですか？」
息子　　　　「悪くないです」

意識の確認
通信指令員　「普通に話ができますか？」
息子　　　　「ウーウー言っていて、話はできません」

主な訴え・症候・症状	ハイリスク症候(症状)	推定される疾患・病態
頭痛	「突然の」「激しい後頭部痛」「嘔吐」	くも膜下出血
めまい・ふらつき	「突然の」「強い頭痛」「嘔吐」	脳幹・小脳出血
しびれ・麻痺	「一側の」「意識障害・頭痛・構音障害を伴う」	脳梗塞、脳出血、くも膜下出血
悪心・嘔吐	「突然の経験したことのない激しい頭痛」	くも膜下出血

インストラクター/主催者

- 傷病者は、朝、頭が痛いと言ってトイレで倒れたため、息子が救急要請した。
- 傷病者には高血圧と糖尿病の既往があり、降圧薬と経口血糖降下薬を内服している。
- 傷病者は、普段から血圧が高めで経過している。
- 傷病者が内服している降圧薬と経口血糖降下薬の種類と使用量は不明。
- 傷病者は、これまで日常生活は自立していた。
- 傷病者には強い頭痛と悪心（場合によっては嘔吐）を認める。

2-1．シナリオ⑩のバイタルサイン

シナリオ⑩の身体所見とバイタルサインの例を表88に示します。

表88　シナリオ⑩の身体所見とバイタルサインの例

		現着時①	5〜10分後
意識レベル（JCS）		呼びかけに開眼して「ウーウー」と言うが、指示に従えない JCS 10〜20 GCS 10（E:3, V:2, M5）	痛み刺激で払いのけ動作のみ行う JCS 100 GCS 7（E:1, V:1, M5）
呼吸数	10秒/1分	3〜4/18〜24	4〜5/24〜30
	付加所見	舌根沈下	失調性 強い舌根沈下
脈拍数	10秒/1分	12〜14/72〜84	10〜12/60〜72
	付加所見	徐脈傾向	徐脈傾向
呼吸音		正常	正常
血圧（mmHg）		170〜180/90〜100 血圧は次第に上昇	200〜210/100〜110 血圧は次第に上昇
SpO₂（%）		95〜97	95〜97
心電図	主波形	洞調律	洞調律
	所見	ST変化なし	ST変化なし
瞳孔	径（mm）	3：3	5：3
	対光反射	正常	左；消失 右；減弱
	付加所見	共同偏視；なし 瞳孔不同；なし	共同偏視；なし 瞳孔不同；あり（左＞右）
その他の観察所見		頭痛；あり（重症） 悪心；あり（重症） 右口角下垂 右不全片麻痺 CPSSは指示に従えないため不可 構音障害	頭痛；不明 著明な上気道閉塞 右片麻痺 構音障害
実施項目		・内因性ロード＆ゴーの宣言 ・脳卒中の判断 ・発症時間の確認 ・t-PA治療の判断 ・酸素投与の判断 ・体位管理（頭部高位） ・静脈路確保の判断（適応なし）	・内因性ロード＆ゴーの宣言 ・脳ヘルニアの判断 ・脳卒中の判断 ・発症時間の確認 ・t-PA治療の判断 ・酸素投与の判断 ・体位管理（頭部高位） ・静脈路確保の判断（適応なし）

2-2．シナリオ⑩の循環動態と神経所見

シナリオ⑩の循環動態と神経所見を図49に示します。傷病者にはJCS Ⅱ桁の意識障害を認め、次第にJCS Ⅲ桁へ増悪します。右顔面神経麻痺および右上下肢の不全片麻痺、構語障害を認めることから、CPSSは少なくとも2徴候が陽性です。意識障害が増悪していくこと、著明な高血圧を認めることから、脳出血を疑います（表88）。KPSSは12点→13点（満点）で重症度が高く、t-PA治療の適応はありません。内因性ロード＆ゴーの適応（26頁表15）、あるいは緊急安静搬送（Hurry, But Gently）の適応（27頁表16）は、改めて判断してください。

脳卒中を疑う傷病者にJCS Ⅱ桁以上の意識障害を認める場合は、初期評価において必ずD（神経症状）の異常＝脳ヘルニア徴候（26頁表14）の有無を確認してください。この例では、初期評価の瞳孔所見は正常ですが、傷病者の意識障害が増悪すると左瞳孔が散瞳して瞳孔不同を生じます。JCS Ⅱ以上の意識障害に瞳孔不同を伴う場合は、脳ヘルニアと判断して内因性ロード＆ゴーを宣言します。

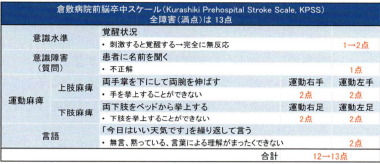
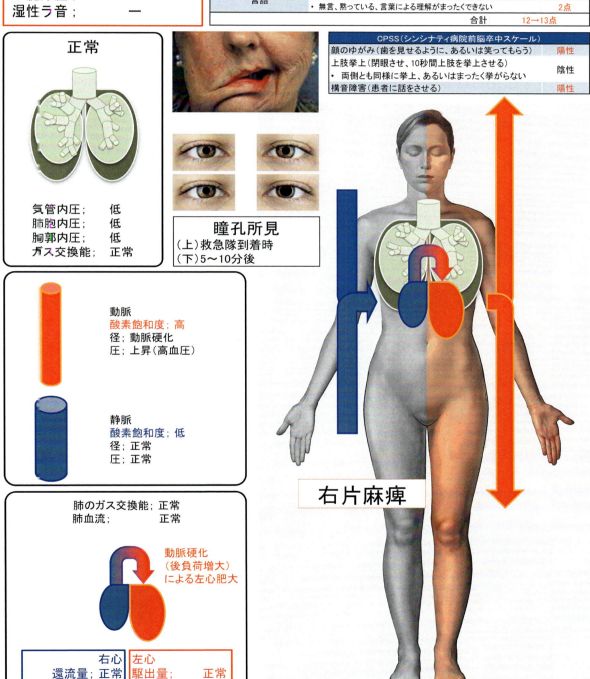

図49　シナリオ⑩　脳出血の循環動態と神経所見

傷病者は次第に著明な高血圧(収縮期血圧＞200mmHg)を生じるため、バイタルサインの緊急度分類(赤1)における内因性ロード＆ゴーと判断する場合もあります。脳ヘルニアとバイタルサインのどちらで内因性ロード＆ゴーを判断するかは、病態変化のタイミングや観察の順番、傷病者の状況によって異なります。

傷病者に酸素投与が必要かどうかは、搬送医療機関に確認してください。脳卒中を疑う傷病者が重症以上の場合、あるいは低酸素血症(SpO_2値＜96％)を認める場合は、基本的に酸素投与を行います。傷病者は頭部高位で管理しますが、BVMによる補助換気や人工呼吸が必要であると判断した場合は、仰臥位を考慮します。輸液プロトコルの適応はありません(28頁図4)。t-PA治療の適応はありませんが、発症時間を必ず確認してください。

3．シナリオ⑫　脳ヘルニア　(2頁表1／2.脳疾患　2-4.脳ヘルニア)

現場に到着する前に(現場活動を開始する前に)、出場指令(表89)に基づいて、ハイリスク傷病者の判断(24頁表11)を行います。ハイリスク傷病者と判断した場合は、内因性ロード＆ゴー

表89　シナリオ⑫の出場指令の例

覚知；	5分前
傷病者；	65歳　女性
主訴；	頭痛　トイレで倒れた　その後様子がおかしい
通報者；	息子
現場；	傷病者自宅

通信指令員からの情報（ハイリスク傷病者の判断）

呼吸の確認
通信指令員　「呼吸は楽にしていますか？」「普段通りの呼吸ですか？」
息子　　　　「きつそうですが、息は普通にしているように感じます」

循環の確認
通信指令員　「冷や汗をかいていますか？」
息子　　　　「いいえ」

顔色の確認
通信指令員　「顔色は悪いですか？」
息子　　　　「悪くないです」

意識の確認
通信指令員　「普通に話ができますか？」
息子　　　　「ウーウー言っていて、話はできません」

主な訴え・症候・症状	ハイリスク症候（症状）	推定される疾患・病態
頭痛	「突然の」「激しい後頭部痛」「嘔吐」	くも膜下出血
めまい・ふらつき	「突然の」「強い頭痛」「嘔吐」	脳幹・小脳出血
しびれ・麻痺	「一側の」「意識障害・頭痛・構音障害を伴う」	脳梗塞、脳出血、くも膜下出血
悪心・嘔吐	「突然の経験したことのない激しい頭痛」	くも膜下出血

インストラクター/主催者
- 傷病者は、朝、頭が痛いと言ってトイレで倒れたため、息子が救急要請した。
- 傷病者には高血圧と糖尿病の既往があり、降圧薬と経口血糖降下薬を内服している。
- 傷病者は、普段から血圧が高めで経過している。
- 傷病者は、午前中の血圧が高く、降圧薬を内服した午後から血圧が落ち着く。
- 傷病者が内服している降圧薬と経口血糖降下薬の種類と使用量は不明。
- 傷病者は、これまで日常生活は自立していた。
- 家族の話では、傷病者は強い頭痛と悪心（場合によっては嘔吐）を訴えていた。
- 救急隊が到着してからの頭痛の有無は、傷病者の意識障害が強いため確認できない。

の適応を考慮して現場活動に臨みます。シナリオ⑫から開始する場合は、出場指令はシナリオ⑫を使用します。シナリオ⑩から開始する場合は、シナリオ⑩の出場指令から開始します。どちらの場合も、ハイリスク傷病者と判断します。

ハイリスク傷病者ではないと判断した場合であっても、ハイリスク症候(症状)(25頁表12)と判断した場合は、急変の可能性や内因性ロード＆ゴーの適応を考慮して現場活動に臨みます。ここでは、頭痛、めまい・ふらつき、しびれ・麻痺、悪心・嘔吐に関するハイリスク症候(症状)を示します。救急隊長あるいは救急救命士は、現場活動の方針を決定して、携行資器材の準備・指示を行ってください。

3-1. シナリオ⑫のバイタルサイン

シナリオ⑫の身体所見とバイタルサインの例を表90に示します。シナリオ⑩から開始する場合は、現着時の身体所見とバイタルサインはシナリオ⑩を使用してください。シナリオ⑩から開始する場合は、シナリオ⑩を終えた後で、シナリオ⑫へ移ります。

3-2. シナリオ⑫の循環動態と神経所見

シナリオ⑫の循環動態と神経所見を図50に示します。傷病者にはJCS Ⅲ桁の重篤な意識障害を認めます(シナリオ⑩から開始した場合はJCS Ⅱ桁からⅢ桁へ増悪します)。痛み刺激によって、左上肢は払いのけ動作を行いますが、右上下肢は除皮質硬直肢位となります。瞳孔不同(左＞右)と合わせて、初期評価におけるD(神経症状)の異常＝脳ヘルニア徴候(26頁表14)と判断します。内因性ロード＆ゴーを宣言して必要な救急処置(26頁表13)を行い、それ以降のStep(Step 3～5)はいったん中断・省略してStep6へ移行します。Step6においてファーストコールを行い、迅速に搬送を開始します。右片麻痺がありますが、評価(CPSSおよびKPSS)は車内で、時間的な余裕があれば行います。

傷病者には著しい舌根沈下と失調性呼吸を認めますので、用手的気道確保を行います。場合によってはBVMによる補助換気を考慮します。口腔内に吐物や分泌物を認める場合は、愛護的に配慮しながら吸引を行います。用手的気道確保を行ってもなお、舌根沈下が改善しない場合もあります。この場合は、A(意識と気道)の異常から内因性ロード＆ゴーを宣言してください(26頁表13)。

バイタルサインの測定では、著しい高血圧(収縮期血圧＞200mmHg)と徐脈(脈拍数＜50/分)を認めます。Step 2(初期評価)で内因性ロード＆ゴーを宣言しなかった場合は、Step 4で内因性ロード＆ゴーを宣言します。インストラクター/主催者は、適切なタイミングで内因性ロード＆ゴーを宣言できるよう観察するとともに、必要な場合は指導を行ってください。なお、著明な高血圧および著しい徐脈はクッシング徴候の所見ですが、実際の現場ではあまり遭遇しません。脳ヘルニア徴候としてのD(神経症状)の異常(脳ヘルニア徴候)(表14)を押さえておきます。

用手的気道確保を行い、リザーバー付き酸素マスクによる大量酸素投与を行います。場合によってはBVMによる補助換気を考慮します。口腔内に吐物や分泌物を認める場合は、愛護的に配慮しながら吸引を行います。脳卒中を疑う傷病者が重症以上の場合、あるいは低酸素血症(SpO$_2$値＜96％)を認める場合は、基本的に酸素投与を行います。傷病者は頭部高位で管理しますが、BVMによる補助換気や人工呼吸が必要であると判断した場合は、仰臥位を考慮します。輸液プロトコルの適応はありません(28頁図4)。t-PA治療の適応はありませんが、発症時間を必ず確認してください。

表90 シナリオ⑫の身体所見とバイタルサインの例

		現着時①	5〜10分後
意識レベル（JCS）		右片麻痺 左上肢；痛み刺激で払いのける 右手足；除皮質硬直肢位 右上肢；痛み刺激で屈曲する 右下肢；痛み刺激で伸展する JCS 100 GCS 7（E:1, V:1, M5）	四肢麻痺 右手足；除脳硬直肢位 右上肢；痛み刺激で伸展する 右下肢；痛み刺激で伸展する 左手足；除脳硬直肢位 左上肢；痛み刺激で屈曲する 左下肢；痛み刺激で伸展する JCS 200 GCS 5（E:1, V:1, M3）
呼吸数	10秒/1分	4〜5/24〜30	1〜2/6〜12
	付加所見	失調性 強い舌根沈下	失調性 強い舌根沈下
脈拍数	10秒/1分	10〜12/60〜72	7〜8/42〜48
	付加所見	徐脈傾向	著しい徐脈
呼吸音		正常	局所性・左右非対称の湿性ラ音
血圧（mmHg）		200〜210/100〜110 血圧は次第に上昇	210〜220/130〜140 著しい高血圧
SpO₂（%）		95〜97	85〜90
心電図	主波形	洞調律	洞調律
	所見	ST変化なし	ST変化なし
瞳孔	径（mm）	5：3	5：4
	対光反射	左；消失 右；減弱	左；消失 右；減弱
	付加所見	共同偏視；なし 瞳孔不同；あり（左＞右）	共同偏視；なし 瞳孔不同；あり（左＞右）
その他の観察所見		頭痛；あり（重症、家族から） 悪心；あり（重症、家族から） 著明な上気道閉塞 右片麻痺 刺激で異常肢位	頭痛；不明 著明な上気道閉塞 誤嚥 四肢麻痺 刺激で異常肢位
実施項目		・用手的気道確保 ・必要な場合は口腔内・気道吸引 ・内因性ロード＆ゴーの宣言 ・脳ヘルニアの判断 ・脳卒中の判断 ・発症時間の確認 ・t-PA治療の判断 ・酸素投与の判断 ・体位管理（頭部高位） ・静脈路確保の判断（適応なし）	・用手的気道確保 ・必要な場合は口腔内・気道吸引 ・内因性ロード＆ゴーの宣言 ・脳ヘルニアの判断 ・脳卒中の判断 ・発症時間の確認 ・t-PA治療の判断 ・酸素投与の判断 ・体位管理（頭部高位） ・静脈路確保の判断（適応なし）

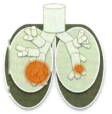

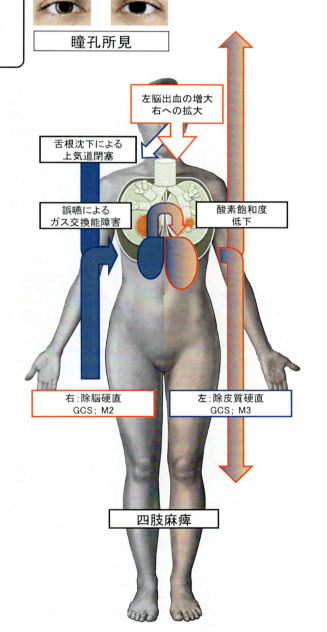

図50　シナリオ⑫　脳ヘルニアの循環動態と神経所見

●異常肢位とGCS

　D（神経症状）の異常＝脳ヘルニア徴候（26頁表14）における異常肢位には、除皮質硬直（GCS M：3）と除脳硬直（GCS M：2）があります。除脳硬直は除皮質硬直よりも重症です。GCSではこの違いを評価できますが、JCSでは評価できません。頭部外傷や脳ヘルニア徴候を評価する方法としては、GCSが優れています。

　この傷病者では、異常肢位は痛み刺激に伴って生じており、刺激を加えなければ麻痺所見だけで異常肢位はありません（図51）。異常肢位は常に出現している場合もありますが、この例のように、刺激を加えた際に反射性に出現する場合もありますので注意が必要です。

　この傷病者は、異常肢位が左右で異なります。この理由は、左内包に生じた脳出血によってテント切痕ヘルニア（鉤回ヘルニア）が起こり、右脳幹が左よりも強く圧迫されているためです（図50）。さらに圧迫が増して中心性ヘルニアを合併すると、左上下肢にも異常肢位を生じて、左右差はなくなっていきます。

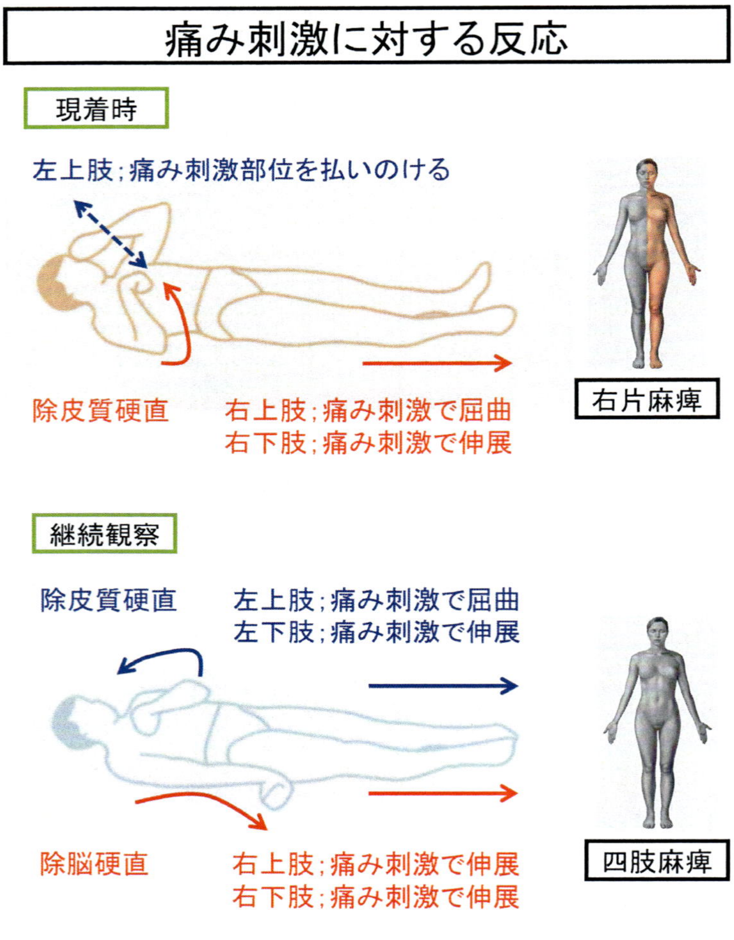

図51　シナリオ⑫の傷病者に生じた異常肢位

●嘔吐（Vomiting）と胃内容逆流（Regurgitation）

　重度の意識障害では脳幹反射が消失するので、嘔吐ではなく胃内容逆流を生じます。胃内容逆流は気づきにくく、誤嚥を合併しやすいので注意が必要です。この例でも、胃内容逆流による誤嚥によって肺内シャントを生じた結果、肺胞ガス交換能は次第に障害されていきます。呼吸状態を正しく評価するために、あるいは胃内容逆流を早期に発見するために、意識障害傷病者でも胸部聴診を行います。

4．シナリオ⑨　くも膜下出血　（2頁表1／2．脳疾患　2-2．出血　2-2-1．くも膜下出血）

現場に到着する前に(現場活動を開始する前に)、出場指令(表91)に基づいて、ハイリスク傷病者の判断(24頁表11)を行います。ハイリスク傷病者と判断した場合は、内因性ロード＆ゴーの適応を考慮して現場活動に臨みます。この例では、ハイリスク傷病者と判断します。

ハイリスク傷病者ではないと判断した場合であっても、ハイリスク症候(症状)(25頁表12)と判断した場合は、急変の可能性や内因性ロード＆ゴーの適応を考慮して現場活動に臨みます。ここでは、頭痛、めまい・ふらつき、しびれ・麻痺、悪心・嘔吐に関するハイリスク症候(症状)を示します。救急隊長あるいは救急救命士は、現場活動の方針を決定して、携行資器材の準備・指示を行ってください。

表91　シナリオ⑨の出場指令の例

```
覚知；      5分前
傷病者；    65歳　女性
主訴；      頭痛　嘔吐　意識障害
通報者；    息子
現場；      傷病者自宅
```

通信指令員からの情報（ハイリスク傷病者の判断）

呼吸の確認
通信指令員　「呼吸は楽にしていますか？」「普段通りの呼吸ですか？」
息子　　　　「いびきをかいています」

循環の確認
通信指令員　「冷や汗をかいていますか？」
息子　　　　「いいえ」

顔色の確認
通信指令員　「顔色は悪いですか？」
息子　　　　「悪いです」

意識の確認
通信指令員　「普通に話ができますか？」
息子　　　　「肩をたたいて呼びかけると動きますが、目を開けず、話もまったくできません」

主な訴え・症候・症状	ハイリスク症候（症状）	推定される疾患・病態
頭痛	「突然の」「激しい後頭部痛」「嘔吐」	くも膜下出血
めまい・ふらつき	「突然の」「強い頭痛」「嘔吐」	脳幹・小脳出血
しびれ・麻痺	「一側の」「意識障害・頭痛・構音障害を伴う」	脳梗塞、脳出血、くも膜下出血
悪心・嘔吐	「突然の経験したことのない激しい頭痛」	くも膜下出血

インストラクター／主催者

- 傷病者は、自宅で庭仕事の最中、突然、激しい頭痛を訴えてしゃがみ込み、嘔吐した後ぐったりした。
- 一緒にいた夫が庭のベンチに寝かせたが、呼びかけても目を閉じたまま反応がないため救急要請した。
- 傷病者には高血圧の既往があり、降圧薬とを内服している。
- 傷病者は、普段から血圧が高めで経過している。
- 傷病者は、午前中の血圧が高く、降圧薬を内服した午後から血圧が落ち着く。
- 傷病者が内服している降圧薬の種類と使用量は不明。
- 傷病者は、これまで日常生活は自立していた。
- 家族の話では、傷病者には強い頭痛と悪心・嘔吐があった。
- 救急隊が到着してからの頭痛の有無は、傷病者の意識障害が強いため確認できない。

4-1．シナリオ⑨のバイタルサイン

シナリオ⑨の身体所見とバイタルサインの例を表92に示します。

表92　シナリオ⑨の身体所見とバイタルサインの例

		現着時①	5～10分後
意識レベル（JCS）		大声で呼びかけても開眼しない 痛み刺激で払いのけ動作のみ行う JCS 100 GCS 7（E:1, V:1, M5）	大声で呼びかけても開眼しない 痛み刺激で払いのけ動作のみ行う JCS 100 GCS 7（E:1, V:1, M5）
呼吸数	10秒/1分	2～3/12～18	3～4/18～24
	付加所見	舌根沈下	舌根沈下
脈拍数	10秒/1分	17～21/112～126	22～24/132～144
	付加所見	頻脈	著しい頻脈
呼吸音		局所性・左右非対称の湿性ラ音（右）	両肺の湿性ラ音
血圧（mmHg）		210～220/130～140 著しい高血圧	65～75/40～45 著しい低血圧
SpO₂（%）		95～97	88～93
心電図	主波形	洞調律	洞調律
	所見	広範囲でST上昇	広範囲でST上昇
瞳孔	径（mm）	2:2	2:2
	対光反射	左；あり 右；あり	左；あり 右；あり
	付加所見	共同偏視；なし 瞳孔不同；なし	共同偏視；なし 瞳孔不同；なし
その他の観察所見		頭痛；あり（重症、家族から） 悪心；あり（重症、家族から） 嘔吐；あり（重症、家族から） 上気道閉塞；あり 誤嚥；あり 麻痺；なし 脳ヘルニア；なし ショックバイタル；なし	頭痛；あり（重症、家族から） 悪心；あり（重症、家族から） 嘔吐；あり（重症、家族から） 上気道閉塞；あり 誤嚥；あり 麻痺；なし 脳ヘルニア；なし ショックバイタル；あり
実施項目		・用手的気道確保 ・必要な場合は口腔内・気道吸引 ・内因性ロード＆ゴーの宣言 ・脳ヘルニアの判断 ・脳卒中の判断 ・発症時間の確認 ・t-PA治療の判断 ・酸素投与の判断 ・体位管理（頭部高位） ・静脈路確保の判断（適応なし）	・用手的気道確保 ・必要な場合は口腔内・気道吸引 ・内因性ロード＆ゴーの宣言 ・脳ヘルニアの判断 ・脳卒中の判断 ・発症時間の確認 ・t-PA治療の判断 ・酸素投与の判断 ・体位管理（頭部高位） ・静脈路確保の判断（適応なし）

4-2．シナリオ⑨の循環動態と神経所見

シナリオ⑨の循環動態と神経所見を図52（①、②）に示します。傷病者にはJCS Ⅲ桁（JCS Ⅲ-100）の重篤な意識障害を認めます。舌根沈下による気道閉塞がありますので、用手的気道確保を行います。場合によってはBVMによる補助換気を考慮します。口腔内に吐物や分泌物を認める場合は、愛護的に配慮しながら吸引を行います。用手的気道確保を行ってもなお、舌根沈下が改善しない場合もあります。この場合は、A（意識と気道）の異常から内因性ロード＆ゴーを宣言してください（26頁表13）。

脳卒中を疑う傷病者にJCS Ⅱ桁以上の意識障害を認める場合は、初期評価において必ずD（神経症状）の異常＝脳ヘルニア徴候（26頁表14）の有無を確認してください。この例では、瞳孔

所見は正常です。JCS II 以上の意識障害に瞳孔不同を伴う場合は、脳ヘルニアと判断して内因性ロード＆ゴーを宣言します。この傷病者は、A. 用手的気道確保が可能、B. 頻呼吸だが酸素化能に問題がない、C. 脈触知が可能でショック徴候がない、D. 脳ヘルニア徴候を認めない、ことから、初期評価における内因性ロード＆ゴーの適応はありません。

　Step3 におけるバイタルサインの測定では、著しい高血圧 (収縮期血圧 > 200mmHg) を認めます。バイタルサインの緊急度分類 (26 頁表 15) における内因性ロード＆ゴーの適応です。情報収集は BAGMASK(32 頁表 17) を念頭に置いて行いますが、発症からの経過、および高血圧の既往・内服の情報が得られれば、くも膜下出血を疑うのは難しくありません。くも膜下出血の病態、局所神経症状、髄膜刺激徴候については「1. 意識障害の原因」(122 頁) を参照してください。この傷病者には局所神経症状はありませんが、意識障害が強く (GCS 7)、WFNS グレード IV で予後は悪いと推測されます。

　傷病者は、嘔吐と胃内容逆流のため、既に誤嚥を生じています。肺内シャント (図 52- ①) によって肺胞ガス交換能は次第に障害されていきます。呼吸状態を正しく評価するために、あるいは胃内容逆流を早期に発見するために、胸部の聴診を行います。胸部聴診では、局所性・左右非対称性 (右 > 左) の湿性ラ音を聴取します。

　傷病者は、継続観察中にショックバイタルを生じて著しく血圧が低下します (図 52- ②)。胸部の聴診では肺野全体に湿性ラ音を聴取します。心電図では広範囲に ST 上昇を認めます。これら呼吸・循環動態の変化は、くも膜下出血に伴う神経原性肺水腫が原因です。神経原性肺水腫の病態については「7-5. 神経原性肺水腫とたこつぼ型心筋症」(128 頁) を参照してください。

　用手的気道確保を行い、リザーバー付き酸素マスクによる大量酸素投与を行います。場合によっては BVM による補助換気を考慮します。口腔内に吐物や分泌物を認める場合は、愛護的に配慮しながら吸引を行います。脳卒中を疑う傷病者が重症以上の場合、あるいは低酸素血症 (SpO_2 値 < 96%) を認める場合は、基本的に酸素投与を行います。傷病者は頭部高位で管理しますが、BVM による補助換気や人工呼吸が必要であると判断した場合は、仰臥位を考慮します。輸液プロトコルの適応はありません (28 頁図 4)。t-PA 治療の適応はありませんが、発症時間を必ず確認してください。

●神経原性肺水腫のショック

　神経原性肺水腫では左心不全を生じます (49 頁表 30)。典型的にはフォレスター分類 IV 型 (ショックバイタルあり、湿性ラ音あり) の心不全を生じますが、軽症では II 型 (ショックバイタルなし、湿性ラ音あり) にとどまることもあります (47 頁図 12、48 頁図 14、49 頁図 15、50 頁表 31)。フォレスター分類 II・IV 型共に、急性期のうっ血所見は湿性ラ音として聴取されますので、聴診を行ってキリップ分類による心不全の判断を行います (53 頁表 32・33)。ショックバイタルおよび湿性ラ音の有無は、心原性ショックの病態を理解するうえで重要ですから、必ず確認してください。一方、外頸静脈怒張および下腿浮腫は急性期の左心不全では生じません (「7-19. 外頸静脈怒張は適切な処置の根拠となるか？」(52 頁参照)。傷病者に体位管理が必要であると判断した場合は、基本的にファウラー位や起坐位で管理します (51 頁図 16)。輸液プロトコルの適応はありません (図 4)。

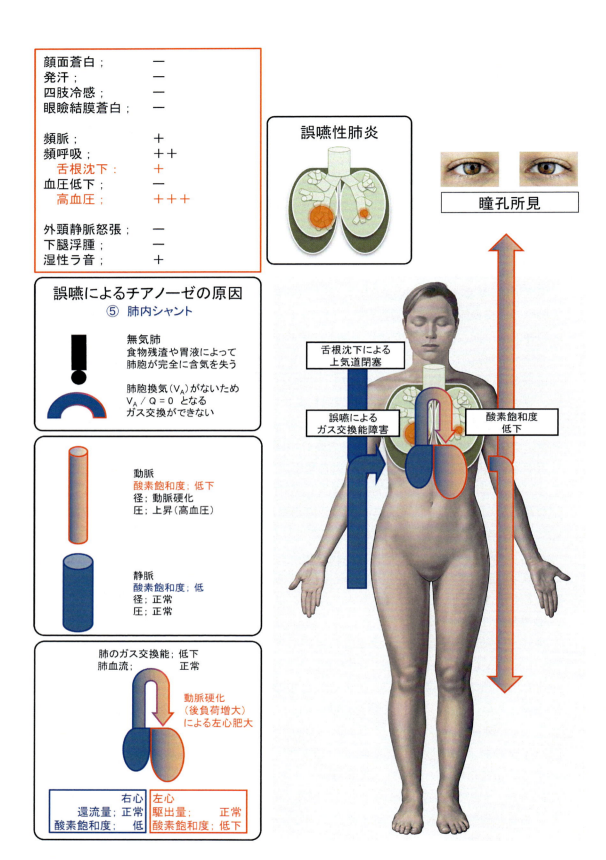

図 52-① シナリオ⑨ くも膜下出血の循環動態と神経所見

顔面蒼白；	++
発汗；	++
四肢冷感；	++
眼瞼結膜蒼白；	−
頻脈；	++
頻呼吸；	++
血圧低下；	++
外頸静脈怒張；	−
下腿浮腫；	−
湿性ラ音；	++

動脈
酸素飽和度；低下
径；縮小
内圧；正常〜低下

静脈
酸素飽和度；低
径；正常
内圧；正常（うっ血−）

神経原性肺水腫と たこつぼ型心筋症

- ストレスによる左心不全
- 聴診；湿性ラ音
- 心電図；広範囲なST上昇、または著明な陰性T波
- 本症例；I、II、V3〜V6 でST上昇

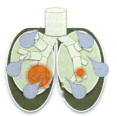

肺水腫

気管内圧；	低
肺胞内圧；	低
胸郭内圧；	低
透過性；	低下（肺水腫）

肺水腫による チアノーゼの原因
⑥ 拡散障害

肺胞の換気量と肺血流はいずれも維持されているが、ガス交換ができない

心原性ショック（左心不全）
肺水腫による⑥拡散障害とチアノーゼ

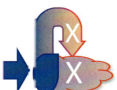

肺動脈・静脈
血流； 正常
うっ血； ++（肺水腫）

左心の駆出障害（左心うっ血）による肺静脈還流障害（肺うっ血）を生じるが、急性期は右心うっ血はなくてもよい

	右心	左心
駆出量；	正常	低下
酸素飽和度；	低	低下
うっ血；	−	++

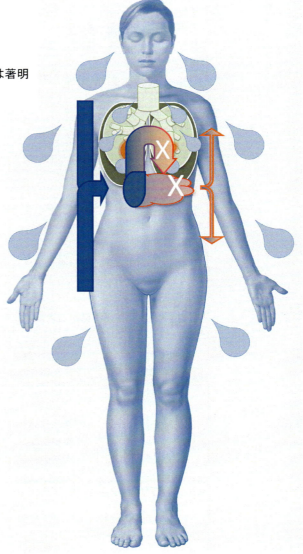

図52-②　シナリオ⑨　神経原性肺水腫の呼吸・循環動態

5．シナリオ⑧　髄膜炎　(2頁表1／2．脳疾患　2-1．感染　2-2-1．髄膜炎)

　現場に到着する前に(現場活動を開始する前に)、出場指令(表93)に基づいて、ハイリスク傷病者の判断(24頁表11)を行います。ハイリスク傷病者と判断した場合は、内因性ロード＆ゴーの適応を考慮して現場活動に臨みます。この例では、ハイリスク傷病者と判断します。

　ハイリスク傷病者ではないと判断した場合であっても、ハイリスク症候(症状)(25頁表12)と判断した場合は、急変の可能性や内因性ロード＆ゴーの適応を考慮して現場活動に臨みます。ここでは、頭痛、呼吸困難、悪心・嘔吐に関するハイリスク症候(症状)を示します。救急隊長あるいは救急救命士は、現場活動の方針を決定して、携行資器材の準備・指示を行ってください。

表93　シナリオ⑧の出場指令の例

```
覚知；      5分前
傷病者；    46歳　男性
主訴；      発熱、頭痛、悪心
通報者；    妻
現場；      傷病者自宅
```

通信指令員からの情報（ハイリスク傷病者の判断）

呼吸の確認
通信指令員　「呼吸は楽にしていますか？」「普段通りの呼吸ですか？」
妻　　　　　「息は粗く、はーはーという感じです」

循環の確認
通信指令員　「冷や汗をかいていますか？」
妻　　　　　「いいえ」

顔色の確認
通信指令員　「顔色は悪いですか？」
妻　　　　　「悪いです」

意識の確認
通信指令員　「普通に話ができますか？」
妻　　　　　「呼びかけると目を開けますが、すぐに目を閉じます。苦しそうで話はできませんが、『ああ』とか『うん』など、短い返事はするので、こちらの呼びかけは聞こえているようです」

主な訴え・症候・症状	ハイリスク症候（症状）	推定される疾患・病態
頭痛	「突然の」「激しい後頭部痛」「嘔吐」	くも膜下出血
呼吸困難	「突然の」「会話ができない」「横になれない」「冷汗や顔色不良を伴う」	心不全、喘息重積発作
	「声が出ない」「嗄声」「嚥下困難」	急性喉頭蓋炎
悪心・嘔吐	「突然の経験したことのない激しい頭痛」	くも膜下出血

インストラクター／主催者

- 傷病者は、一昨日から咽頭痛と頭痛・発熱を自覚していたが、仕事は休まなかった。
- 傷病者は、昨夜に帰宅してから39℃台の高熱となり、頭痛が増悪したため市販の解熱薬を内服した。
- 傷病者は、早朝になってはっきりした受け答えができなくなったため妻が救急要請した。
- 傷病者に特に既往はない。

5-1．シナリオ⑧のバイタルサイン

シナリオ⑧の身体所見とバイタルサインの例を表94に示します。

表94 シナリオ⑧の身体所見とバイタルサインの例

		現着時①	現着時②（任意）
意識レベル（JCS）		大声で呼びかけると開眼する 自分の名前、日付を正しく言える 簡単な指示動作に従う JCS 20 GCS 14（E:3, V:5, M6）	
呼吸数	10秒/1分	3～4/18～24	
	付加所見	口唇・舌は乾燥している	
脈拍数	10秒/1分	14～16/84～96	
	付加所見	頻脈	
呼吸音		正常	
血圧（mmHg）		115～125/60～70	
SpO₂（%）		95～97	
心電図	主波形	洞調律	
	所見	ST変化なし	
瞳孔	径（mm）	3：3	
	対光反射	正常	
	付加所見	共同偏視；なし 瞳孔不同；なし	
その他の観察所見		頭痛；あり（重症） 頭痛は、頭全体で持続性 「頭がガンガンする」 悪心；あり（重症） 嘔吐；あり（頻回） 昨夜から複数回嘔吐 高熱；あり（39℃） 口腔内の観察；咽頭に発赤あり 項部硬直；陽性 ケルニッヒ徴候；陰性 ブルジンスキー徴候；陰性	
実施項目		・内因性ロード＆ゴーの宣言 ・脳卒中の判断 ・酸素投与の判断 ・体位管理 ・静脈路確保の判断	

5-2．シナリオ⑧の循環動態と神経所見

シナリオ⑧の循環動態と神経所見を図53に示します。傷病者にJCS II桁以上の意識障害を認める場合は、初期評価において必ずD（神経症状）の異常＝脳ヘルニア徴候（26頁表14）の有無を確認してください。この例では、瞳孔所見は正常です。この傷病者は、A. 気道の開通に問題がない、B. 酸素化能に問題がない、C. 脈触知が可能でショック徴候がない、D. 脳ヘルニア徴候を認めない、ことから、初期評価における内因性ロード＆ゴーの適応はありません。

Step 3におけるバイタルサインの測定では、重症以上の所見（バイタルサインの緊急度分類における赤1）がありません。バイタルサインの測定に並行して行う情報収集において、発症からの経過から、急性咽頭炎および髄膜炎を疑います。傷病者は全身性炎症症候群（SIRS）を発症しています。

Step 5における重点観察/全身観察では、傷病者には、39℃台の高熱および意識障害（JCS

顔面蒼白；	－
発汗；	±
四肢冷感；	±
眼瞼結膜蒼白；	－

体幹部・頭部は熱感が強い
四肢はむしろ冷感が強い

頻脈；	＋
頻呼吸；	＋
血圧低下；	－
頸静脈怒張；	－
下腿浮腫；	－
湿性ラ音；	－
咳；	±
発熱；	＋＋
悪寒；	＋

肺機能は正常

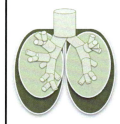

気管内圧； 低
肺胞内圧； 低
胸郭内圧； 低
ガス交換能； 正常

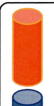

動脈
酸素飽和度；高
径；正常～拡大
圧；正常～低下

静脈
酸素飽和度；低
径；正常～脱水があれば縮小
圧；正常～脱水があれば低下

肺のガス交換能；正常
肺血流； 正常

右心	左心
還流量；正常	駆出量； 正常
酸素飽和度； 低	酸素飽和度；低下

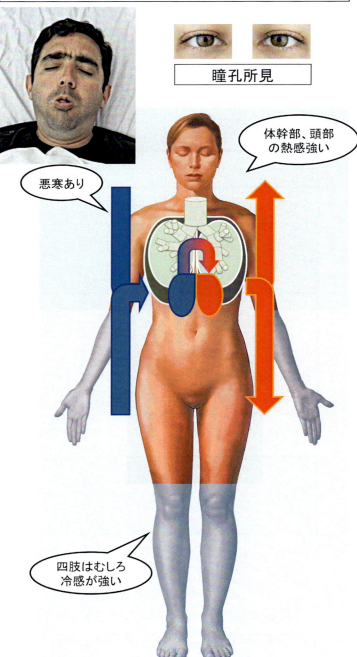

全身性炎症症候群（SIRS）
以下のうち2項目以上 「どきどき、はーはー、かっか、しろ」

頻脈（90回／分以上）どきどき
頻呼吸（20回／分以上）、またはPaCO$_2$＜32mmHg はーはー
38度以上の発熱、または36度以下の低体温 かっか
白血球数増加（12,000／mm^3 以上）、または減少（4,000／mm^3 以下）しろ

瞳孔所見

悪寒あり

体幹部、頭部の熱感強い

四肢はむしろ冷感が強い

図53 シナリオ⑧ 髄膜炎の呼吸・循環動態

20、GCS 14）、頭痛、悪心・嘔吐、項部硬直を認めます。髄膜炎の3徴候が揃っており、髄膜炎による意識障害と判断します。髄膜炎は重症ですが、内因性ロード＆ゴーを宣言するかどうかは意識障害の程度や病態によって異なります。この例では、内因性ロード＆ゴーを宣言しなくても

かまいません。
　リザーバー付き酸素マスクによる酸素投与を行います。傷病者が楽な姿勢で搬送を開始しますが、体位管理が必要であると判断した場合は、頭部高位で管理します。輸液プロトコルの適応はありません(28頁図4)が、高熱による脱水があると判断した場合は搬送医療機関の医師に相談してください。t-PA治療の適応はありません。傷病者には、頻脈、頻呼吸、38℃以上の発熱を認めるため、SIRSを発症しています。髄膜炎の症状以外にも、肺炎によるガス交換能障害や、菌血症による敗血症性ショックを合併する可能性があります。呼吸・循環動態の継続観察を行います。

5-3．細菌性髄膜炎の3徴候

　細菌性髄膜炎の症状および神経・身体所見の感度を表95に示します。救急救命士標準テキストには、髄膜炎の3徴候として「発熱、頭痛、嘔吐」が挙げてあります。しかし、実際の髄膜炎では、発熱の感度こそ85％あるものの、頭痛の感度は50％であり、悪心・嘔吐の感度はわずか30％しかありません。普通、高熱では頭痛、悪心・嘔吐はいずれも陽性になりやすく、髄膜炎に特徴的というわけではありません。ですから、髄膜炎の症状として有用な3(または4)徴候は、より感度の高い、発熱(85％)、項部硬直(70％)、意識障害(67％)の組み合わせです(図54)。髄膜炎患者全体の95％には、3徴候のいずれか2つを認めます。髄膜炎患者全体の99〜100％では、3徴候のいずれか1つを認めます。ただし、髄膜炎ではこの3徴候がすべて揃うとは限りません(感度46％)。また、髄膜炎以外の疾患でも陽性となる場合があることに注意が必要です(除外診断)。

表95　細菌性髄膜炎の症状(左)と神経・身体所見の感度(右)

細菌性髄膜炎の症状	
成人	高齢者
発熱 頭痛 羞明 項部硬直 傾眠、錯乱、昏睡 痙攣 局所神経症状 悪心・嘔吐	発熱 頭痛 項部硬直 錯乱、昏睡 痙攣

細菌性髄膜炎の神経・身体所見の感度	
神経・身体所見	感度(％)
発熱(＞38℃)	85
項部硬直	70
意識障害	67
頭痛	50
発熱・項部硬直・意識障害	46
悪心・嘔吐	30
局所神経徴候	23
皮疹	22

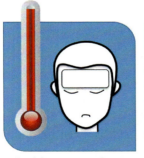 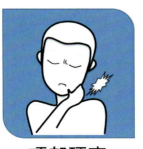 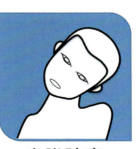 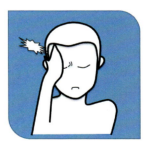

発熱(＞38℃)　　項部硬直　　意識障害　　頭痛

図54　髄膜炎の3(または4)徴候

5-4. 髄膜炎の頭痛

髄膜炎の頭痛は多くの場合、頭全体で持続性に生じます。傷病者は、「頭がガンガンする」「割れるように痛い」と訴えます。また、頭を振ったり、下を向いたり、身体を動かすと頭痛が増悪します。稀に後頭部や前頭部に限局することもあります。

5-5. その他の症状

- **羞明(しゅうめい)**：明るい光を嫌がります。髄膜炎では、しばしば感覚過敏が合併します。羞明のほかにも、知覚過敏や聴覚過敏を生じます。
- **痙攣**：肺炎球菌性髄膜炎による細菌性髄膜炎に多く、髄膜炎全体の 20 〜 40％に合併します。
- **脳ヘルニア**：髄膜炎の 6 〜 8％に合併します。
- **局所神経徴候**：片麻痺や注視障害(共同偏視)、脳神経障害を生じることがあります。

5-6. 髄膜炎の髄膜刺激症状

髄膜炎における髄膜刺激症状の特徴と検査方法を図 55 に示します。髄膜炎では、項部硬直が陽性になります(感度 67％)。一方、ケルニッヒ徴候およびブルジンスキー徴候は、軽症〜中等症の髄膜炎では陽性になりません。しかし、ケルニッヒ徴候およびブルジンスキー徴候は髄膜刺激症状をそもそも生じない疾患では陽性にならないので、この 2 徴候が陽性である場合は、傷病者は(重症)髄膜炎の可能性が高くなります(確定診断)。

項部硬直：陽性
(Nuchal rigidity)

傷病者の後頭部に手を当てて、頭部を挙上して頸部を前屈させる。頸部が硬直して固定し、傷病者が痛みを訴える場合を陽性とする。

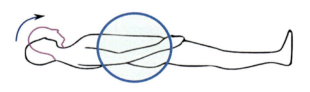

ケルニッヒ徴候：陰性
(Kernig's sign)

傷病者の股関節を屈曲し、次いで膝関節を屈曲させた位置から徐々に伸展させる。ハムストリングスが緊張して、膝関節が曲がったまま伸展できない場合を陽性とする。

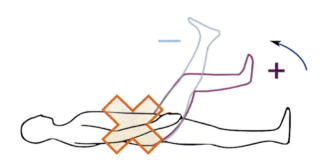

ブルジンスキー徴候：陰性
(Brudzinski's sign)

傷病者の後頭部に手を置き、他方の手で身体が持ち上がらないように胸部を圧迫しながら、頭部を挙上して頸部を前屈させる。股関節と膝関節が自動的に屈曲する場合を陽性とする。

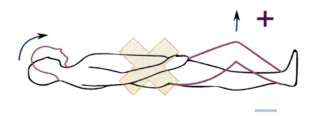

図 55　髄膜炎における髄膜刺激症状の特徴と検査方法

5-7. ジョルト検査（Jolt Accentuation of Headache)

　傷病者に、「いやいや」をするように、1秒間に2～3回の速さで頭部を水平方向に回旋させます(図56)。この際、髄膜炎では頭痛が増悪します。ジョルト検査は、髄膜炎において感度97％、特異度60％と、診断価値が高い検査方法です。逆に、髄膜炎を疑う傷病者の身体所見が、項部硬直なし、ジョルト検査陰性なら、ひとまず髄膜炎を否定できます。

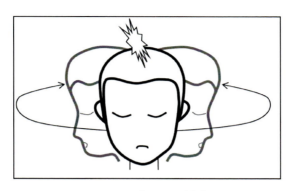

図56　ジョルト検査

5-8. 細菌性髄膜炎で生じる皮疹(点状出血斑)

　髄膜炎菌による髄膜炎では、菌血症の結果、体幹、下肢、または粘膜に点状出血斑を認める場合があります(写真7)。30歳以下の若年成人に多く生じます。発熱、頸部硬直、意識障害を呈する傷病者の体表に点状出血斑を認めた場合は、髄膜炎菌性髄膜炎を疑います。

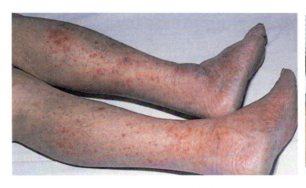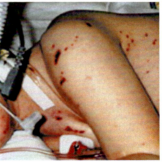

写真7　細菌性髄膜炎で生じる皮疹(点状出血斑)

6．シナリオ㉓　糖尿病性ケトアシドーシス

(2頁表1／5.代謝性疾患　5-1.糖尿病　5-1-1.高血糖 1.糖尿病性ケトアシドーシス)

　現場に到着する前に(現場活動を開始する前に)、出場指令(表96)に基づいて、ハイリスク傷病者の判断(24頁表11)を行います。ハイリスク傷病者と判断した場合は、内因性ロード＆ゴーの適応を考慮して現場活動に臨みます。通報内容に重篤感がない場合は、ハイリスク傷病者とは判断しない可能性もあります。この例では、ハイリスク傷病者と判断しても、しなくてもかまいません。

　ハイリスク傷病者ではないと判断した場合であっても、ハイリスク症候(症状)(25頁表12)と判断した場合は、急変の可能性や内因性ロード＆ゴーの適応を考慮して現場活動に臨みます。ここでは、頭痛、めまい・ふらつき、しびれ・麻痺、悪心・嘔吐、腹痛に関するハイリスク症候(症状)を示します。この例のように、具体的な症候(症状)を欠く場合はハイリスク症候(症状)

表96　シナリオ㉓の出場指令の例

```
覚知；    5分前
傷病者；  65歳　男性
主訴；    気分不良、意識障害
通報者；  息子
現場；    傷病者自宅
```

通信指令員からの情報（ハイリスク傷病者の判断）

呼吸の確認
通信指令員　「呼吸は楽にしていますか？」「普段通りの呼吸ですか？」
息子　　　　「息は粗く、はーはーという感じです」

循環の確認
通信指令員　「冷や汗をかいていますか？」
息子　　　　「いいえ」

顔色の確認
通信指令員　「顔色は悪いですか？」
息子　　　　「悪くないです」

意識の確認
通信指令員　「普通に話ができますか？」
息子　　　　「呼びかけると目を開けますが、すぐに目を閉じます」

主な訴え・症候・症状	ハイリスク症候(症状)	推定される疾患・病態
頭痛	「突然の」「激しい後頭部痛」「嘔吐」	くも膜下出血
めまい・ふらつき	「突然の」「強い頭痛」「嘔吐」	脳幹・小脳出血
しびれ・麻痺	「一側の」「意識障害・頭痛・構音障害を伴う」	脳梗塞、脳出血、くも膜下出血
悪心・嘔吐	「突然の経験したことのない激しい頭痛」	くも膜下出血
腹痛	「吐血」「下血」「歩行不能」「腹膜刺激症状」	消化管出血

インストラクター/主催者

- 傷病者は、数日前から風邪気味で食欲がないと言っていた。
- 傷病者は、今朝、気分が悪くしんどいと訴えていた。
- 息子が気づくと、傷病者は呼吸が粗く、ぐったりしており、呼びかけへの反応が鈍いので救急要請した。
- 傷病者は、高血圧と糖尿病の既往があり、内服と、インスリン自己注射を行っている。
- 傷病者が処方されている降圧薬、経口血糖降下薬、インスリンの種類と使用量は不明。
- 傷病者は血糖測定を自分でしているが、家族はしたことがない。
- 傷病者は、普段、普通に食事しており、食事療法は特にしていない。
- 傷病者の血糖値、血圧は普段から高めらしいが、具体的な値は不明。
- 情報収集の結果、息子から、傷病者が昨夜から多飲・多尿を訴えていたことが聞き出せる。
- 情報収集の結果、息子から、傷病者が数日前からインスリン注射を自己判断で中止したことを聞き出せる。

かどうか判断できないこともあります。救急隊長あるいは救急救命士は、現場活動の方針を決定して、携行資器材の準備・指示を行ってください。

6-1．シナリオ㉓のバイタルサイン

シナリオ㉓の身体所見とバイタルサインの例を表97に示します。

表97　シナリオ㉓の身体所見とバイタルサインの例

		現着時①	現着時②（任意）
意識レベル（JCS）		大声で呼びかけると開眼する 自分の名前、日付を答えられない 簡単な指示動作に従う JCS 20 GCS 12（E:3, V:3, M6）	
呼吸数	10秒/1分	3〜4/18〜24	
	付加所見	口唇・舌の乾燥；± 呼気アセトン臭 クスマウル呼吸	
脈拍数	10秒/1分	14〜16/84〜96	
	付加所見	頻脈	
呼吸音		正常	
血圧（mmHg）		100〜120/65〜75	
SpO_2（％）		95〜97	
心電図	主波形	洞調律	
	所見	ST変化なし	
瞳孔	径（mm）	3：3	
	対光反射	正常	
	付加所見	共同偏視；なし 瞳孔不同；なし	
その他の観察所見		悪心；あり（軽症、家族から） 四肢は乾燥している ショックバイタルなし ツルゴール低下 昨夜から多飲・多尿	
実施項目		・内因性ロード＆ゴーの宣言 ・血糖測定の判断 ・酸素投与の判断 ・体位管理 ・静脈路確保の判断	

6-2．シナリオ㉓の循環動態と神経所見

シナリオ㉓の循環動態と神経所見を図57に示します。傷病者には、JCS II 桁（JCS 20、GCS 12）の意識障害を認めます。傷病者にJCS II 桁以上の意識障害を認める場合は、初期評価において必ずD（神経症状）の異常＝脳ヘルニア徴候（26頁表14）の有無を確認してください。この例では、瞳孔所見は正常です。この傷病者は、A. 気道の開通に問題がない、B. 酸素化能に問題がない、C. 脈触知が可能でショック徴候がない、D. 脳ヘルニア徴候を認めない、ことから、初期評価における内因性ロード＆ゴーの適応はありません。このとき、呼気のアセトン臭と呼吸様式の異常（クスマウル呼吸）に気づけば、糖尿病性意識障害（ケトアシドーシス）を疑うきっかけになります。

Step3におけるバイタルサインの測定では、重症以上の所見（バイタルサインの緊急度分類における赤1）はありません。バイタルサインの測定に並行して行う情報収集において、傷病者に数日前から食思不振があったこと、インスリン注射を自己判断で中止したこと、前日から多飲・

顔面蒼白； －
発汗； －
四肢冷感； －
眼瞼結膜蒼白； －
四肢は乾燥している

頻脈； ＋
頻呼吸； ＋
クスマウル呼吸
呼気アセトン臭
血圧低下； ＋

頸静脈怒張； －
下腿浮腫； －
湿性ラ音； －

口渇； ＋
多飲； ＋＋
多尿； ＋

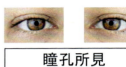
瞳孔所見

肺機能は正常

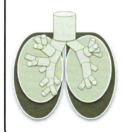

気管内圧； 低
肺胞内圧； 低
胸郭内圧； 低
ガス交換能； 正常

動脈
酸素飽和度；高
径；正常〜拡大
圧；正常〜低下

静脈
酸素飽和度；低
径；正常〜脱水があれば縮小
圧；正常〜脱水があれば低下

肺のガス交換能；正常
肺血流； 正常

右心
還流量； 正常
酸素飽和度； 低

左心
駆出量； 正常
酸素飽和度；低下

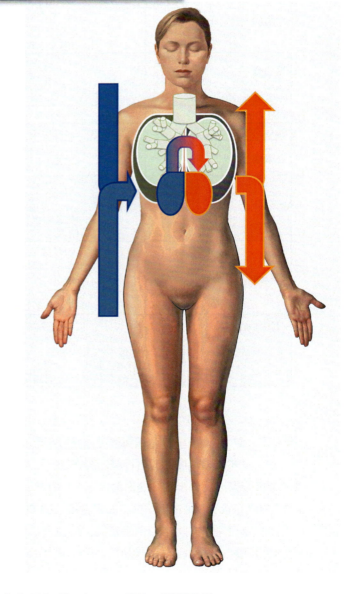

図57　シナリオ㉓　ケトアシドーシスの呼吸・循環動態

多尿があったことがわかります。糖尿病性意識障害(ケトアシドーシス)を疑います。呼気のアセトン臭と呼吸様式の異常(クスマウル呼吸)を確認してください。

　Step4において、血糖測定の適応があると判断します。血糖測定プロトコルに従って血糖測定を行います。血糖値は500mg/dLを超えており、高血糖(ケトアシドーシス)による意識障害と判断できます。内因性ロード&ゴーを宣言するかどうかは意識障害の程度や病態によって異なります。この例では、内因性ロード&ゴーを宣言しなくてもかまいません。

　リザーバー付き酸素マスクによる酸素投与を行います。傷病者が楽な姿勢で搬送を開始しますが、体位管理が必要な場合は、病態に応じて判断します(51頁図16)。例えば、呼吸管理を優先する場合は起坐位あるいはファウラー位で、脱水に対する処置を優先する場合はショック体位で、気道確保が必要と判断した場合は仰臥位で管理します。ケトアシドーシスは等張性脱水となることが多いので、ショックバイタル(顔面蒼白、四肢冷感、発汗)は稀です(図59)。この例は、湿性ラ音なし、ショックバイタルなしなので、代替フォレスター分類I群のショックに分類されます(49頁図15、50頁表31)。症候に応じて輸液プロトコルを適応します(28頁図4)。

❶ケトアシドーシスの症状

　ケトアシドーシスと高浸透圧高血糖症候群の特徴を表98に示します。ケトアシドーシスでは著しい代謝性アシドーシスを生じます。酸・塩基平衡を正常に戻すために、弱酸である二酸化炭素の排泄が亢進します。このため、傷病者は深呼吸様の頻呼吸(クスマウル呼吸)となります。血中ケトン体が増加するため、傷病者の呼気にはアセトン臭があります。

表98　ケトアシドーシスと高浸透圧高血糖症候群の特徴

特徴	ケトアシドーシス	高浸透圧高血糖症候群
糖尿病型	1型(2型)	2型(1型)
発症年齢	若年者	中高年
原因	インスリンの中断 感染 嘔吐・下痢 大量の糖質摂取 (清涼飲料水症候群) 大量飲酒後の絶食	感染 脱水 薬剤
症状	口渇・多飲 多尿 全身倦怠感 腹痛(多い) 悪心 体重減少	舌・口腔粘膜の乾燥 多尿 全身倦怠感 腹痛(少ない) 頭痛 横紋筋融解
所見	脱水 意識障害 血圧低下 頻脈 代謝性アシドーシス 高カリウム血症 アセトン臭 クスマウル呼吸	脱水 意識障害 血圧低下 頻脈 高ナトリウム血症 痙攣 失語・振戦・麻痺 瞳孔不同・共同偏視
血糖値	300〜1,000 mg/dL	600〜1,500 mg/dL
尿中ケトン体	+++	±
死亡率	低い	高い

傷病者は、高血糖による浸透圧利尿のために脱水(等張性脱水)となります(図59)。血圧が低下して頻脈となります。ツルゴールが低下します。等張性脱水はショックバイタル(四肢冷感、顔面蒼白、発汗)を生じにくいため、この傷病者の場合も四肢は乾燥しており、ショックバイタルはありません。傷病者は口渇を訴え、多飲・頻尿となります。

❷腹痛

ケトアシドーシスでは、傷病者はしばしば強い腹痛を訴えます。急性腹症で救急要請を受けることもあります。急性腹症傷病者に対して、血糖測定を考慮すべき状況があることに注意してください。

❸高カリウム血症

ケトアシドーシスや急性アルコール中毒、腎不全(尿毒症)、アスピリン中毒など、著しい代謝性アシドーシスを生じる疾患・病態では、高カリウム血症に注意します。これらの疾患では、高カリウム血症による致死性不整脈を生じる可能性があります。

高カリウム血症による心電図変化には、テント状T波や心室性不整脈があります。VT/VFを生じることもあります。ただし、テント状T波は四肢誘導だけでは判断できないことが多いので注意してください(図58)。心電図変化の有無にかかわらず、これらの疾患・病態では高カリウム血症を生じることを前提に、心電図を継続的にモニターして致死性不整脈の発生に備えます。

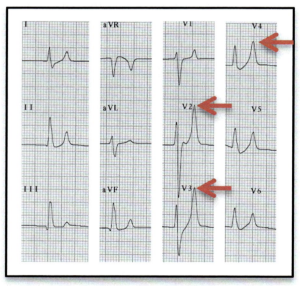

図58 テント状T波
V2～V4にテント状T波を認めるが、四肢誘導(I, II, III)ははっきりしない。

❹シックデイ

糖尿病傷病者が風邪やインフルエンザなどの全身疾患に罹患すると、血糖値が悪化します。これをシックデイといいます。シックデイでは高血糖となる場合が多いのですが、低血糖を生じることもあります。食思不振で糖尿病治療を自己判断で中止した場合であっても、「高血糖」「低血糖」のどちらも可能性があることに注意してください。この傷病者のように、JCS II桁以上の意識障害を認める場合は、血糖測定をすれば低血糖なのか、高血糖なのかはすぐにわかります。しかし、傷病者の意識障害がJCS I桁以下の場合は血糖測定ができません。この場合は、傷病者の症状や身体所見、情報収集の結果が参考になります。

❺脱水

脱水の模式図を図59に示します。高浸透圧高血糖症候群では水欠乏性脱水(高張性脱水)を

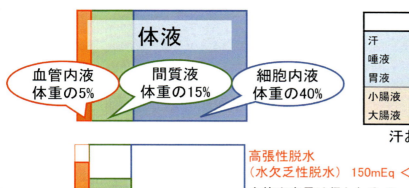
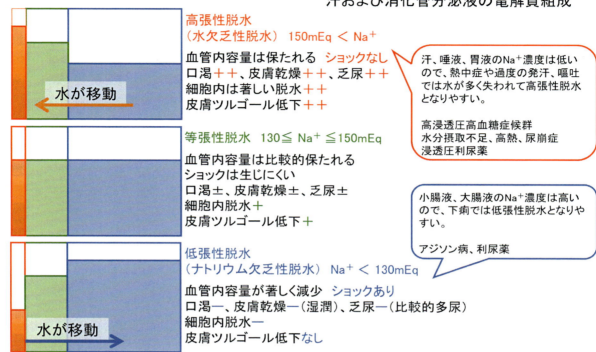

図 59　脱水

生じます。その他、水分の経口摂取不足、大量の嘔吐、発汗、尿崩症、浸透圧利尿薬投与なども高張性脱水の原因となります。高張性脱水傷病者には強い口渇があります。高ナトリウム血症による易刺激性から、興奮、錯乱、痙攣を生じやすくなります。細胞内液および間質液が血管内へ移行するため、粘膜および表皮は著しく乾燥して皮膚ツルゴール（緊張感）は低下しますが、細胞内液量は比較的保たれており、ショックバイタル（顔面蒼白、四肢冷感、発汗）はありません。

ナトリウム欠乏性脱水（低張性脱水）は、アジソン病（副腎皮質機能低下症）や利尿薬投与が原因で生じます。嘔吐や下痢、大量の発汗を生じた傷病者が、水のみを摂取して生じる場合もあります。傷病者は、低ナトリウム血症から鎮静、傾眠、昏睡を生じやすくなります。低張性脱水の傷病者に口渇はありません。血管内液が間質および細胞内へ移行するため、循環血液量が減少してショックおよびショックバイタル（顔面蒼白、四肢冷感、発汗）を生じます。低張性脱水では、浸透圧低下のために水分が体外へ排泄されやすく、尿量は比較的保たれており、皮膚は湿潤しています。

ケトアシドーシスでは等張性脱水を生じます。等張性脱水では皮膚ツルゴールが低下して細胞内脱水を生じますが、血管内容量は比較的保たれており、ショックバイタル（顔面蒼白、四肢冷感、発汗）は稀です。口渇および皮膚乾燥はありますが、高張性脱水と比較して軽いのが特徴です。

7．シナリオ㉔　高浸透圧高血糖症候群

（2頁表1／5.代謝性疾患　5-1.糖尿病　5-1-2.高血糖 2.高浸透圧高血糖症候群）

現場に到着する前に(現場活動を開始する前に)、出場指令(表99)に基づいて、ハイリスク傷病者の判断(24頁表11)を行います。ハイリスク傷病者と判断した場合は、内因性ロード＆ゴーの適応を考慮して現場活動に臨みます。通報内容に重篤感を感じない場合は、ハイリスク傷病者とは判断しない可能性もあります。この例では、ハイリスク傷病者と判断しても、しなくてもかまいません。

ハイリスク傷病者ではないと判断した場合であっても、ハイリスク症候(症状)(25頁表12)と判断した場合は、急変の可能性や内因性ロード＆ゴーの適応を考慮して現場活動に臨みます。ここでは、痙攣、めまい・ふらつき、しびれ・麻痺、悪心・嘔吐に関するハイリスク症候(症状)

表99　シナリオ㉔の出場指令の例

```
覚知；     5分前
傷病者；   65歳　男性
主訴；     気分不良、意識障害、痙攣
通報者；   息子
現場；     傷病者自宅
```

通信指令員からの情報（ハイリスク傷病者の判断）

呼吸の確認
通信指令員　「呼吸は楽にしていますか？」「普段通りの呼吸ですか？」
息子　　　　「息はしています」

循環の確認
通信指令員　「冷や汗をかいていますか？」
息子　　　　「いいえ」

顔色の確認
通信指令員　「顔色は悪いですか？」
息子　　　　「悪くないです」

意識の確認
通信指令員　「普通に話ができますか？」
息子　　　　「呼びかけると目を開けますが、すぐに目を閉じます」

主な訴え・症候・症状	ハイリスク症候（症状）	推定される疾患・病態
痙攣	「5分を超えて持続」	痙攣重積
頭痛	「突然の」「激しい後頭部痛」「嘔吐」	くも膜下出血
めまい・ふらつき	「突然の」「強い頭痛」「嘔吐」	脳幹・小脳出血
しびれ・麻痺	「一側の」「意識障害・頭痛・構音障害を伴う」	脳梗塞、脳出血、くも膜下出血
悪心・嘔吐	「突然の経験したことのない激しい頭痛」	くも膜下出血

インストラクター／主催者

- 傷病者は、数日前から風邪気味で食欲がないと言っていた。
- 傷病者は、今朝、気分が悪くしんどいと訴えていた。
- 傷病者は、突然痙攣を生じたので息子が救急要請した。
- 痙攣は1分以内、ガクガクブルブルと震えた。
- 傷病者は、高血圧と糖尿病の既往があり、内服処方を受けている。インスリンは処方されていない。
- 傷病者が処方されている降圧薬、経口血糖降下薬の種類と使用量は不明。
- 傷病者は血糖測定を自分でしているが、家族はしたことがない。
- 傷病者は、普段、普通に食事しており、食事療法は特にしていない。
- 傷病者の血糖値、血圧は普段から高めらしいが、具体的な値は不明。
- 情報収集の結果、息子から、傷病者が昨夜から多飲・多尿を訴えていたことが聞き出せる。
- 情報収集の結果、息子から、傷病者が数日前から内服を自己判断で中止したことを聞き出せる。

を示します。この例のように、具体的な症候(症状)を欠く場合はハイリスク症候(症状)かどうか判断できないこともあります。救急隊長あるいは救急救命士は、現場活動の方針を決定して、携行資器材の準備・指示を行ってください。

7-1．シナリオ㉔のバイタルサイン

シナリオ㉔の身体所見とバイタルサインの例を**表100**に示します。

表100　シナリオ㉔の身体所見とバイタルサインの例

		現着時①	現着時②（任意）
意識レベル（JCS）		大声で呼びかけると開眼する 自分の名前、日付を答えられない 簡単な指示動作に従う JCS 20 GCS 12（E:3, V:3, M6）	
呼吸数	10秒/1分	3〜4/18〜24	
	付加所見	口唇・舌の乾燥；＋＋ 呼気臭；なし	
脈拍数	10秒/1分	14〜16/84〜96	
	付加所見	頻脈	
呼吸音		正常	
血圧（mmHg）		100〜120/65〜75	
SpO₂（%）		95〜97	
心電図	主波形	洞調律	
	所見	ST変化なし	
瞳孔	径（mm）	3：3	
	対光反射	正常	
	付加所見	共同偏視；なし 瞳孔不同；なし	
その他の観察所見		頭痛；あり（軽症、家族から） 四肢は乾燥している ショックバイタルなし ツルゴール低下 昨夜から多飲・多尿 痙攣	
実施項目		・内因性ロード＆ゴーの宣言 ・血糖測定の判断 ・酸素投与の判断 ・体位管理 ・静脈路確保の判断	

7-2．シナリオ㉔の循環動態と神経所見

シナリオ㉔の循環動態と神経所見を**図60**に示します。傷病者には、JCS Ⅱ桁（JCS 20、GCS 12）の意識障害を認めます。傷病者にJCS Ⅱ桁以上の意識障害を認める場合は、初期評価において必ずD（神経症状）の異常＝脳ヘルニア徴候（26頁**表14**）の有無を確認してください。この例では、瞳孔所見は正常です。この傷病者は、A. 気道の開通に問題がない、B. 酸素化能に問題がない、C. 脈触知が可能でショック徴候がない、D. 脳ヘルニア徴候を認めない、ことから、初期評価における内因性ロード＆ゴーの適応はありません。このとき、口唇および舌の著しい乾燥に気づけば、脱水および糖尿病性意識障害（高浸透圧高血糖症候群）を疑うきっかけになります。

Step3におけるバイタルサインの測定では、重症以上の所見（バイタルサインの緊急度分類に

顔面蒼白； ー
発汗； ー
四肢冷感； ー
眼瞼結膜蒼白； ー
四肢は乾燥している

頻脈； ＋
頻呼吸； ＋
血圧低下； ＋

頸静脈怒張； ー
下腿浮腫； ー
湿性ラ音； ー

口渇； ＋
多飲； ＋＋
多尿； ＋

痙攣
- 間代性発作
- 拮抗筋間で収縮・弛緩を繰り返しガクガクと震える

瞳孔所見

肺機能は正常

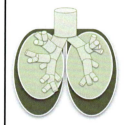

気管内圧； 低
肺胞内圧； 低
胸郭内圧； 低
ガス交換能； 正常

動脈
酸素飽和度；高
径；正常〜拡大
圧；正常〜低下

静脈
酸素飽和度；低
径；正常〜脱水があれば縮小
圧；正常〜脱水があれば低下

肺のガス交換能； 正常
肺血流； 正常

右心	左心
還流量；正常	駆出量；正常
酸素飽和度；低	酸素飽和度；低下

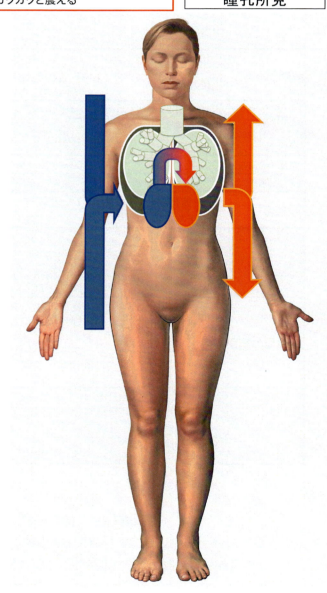

図60　シナリオ㉔　高浸透圧高血糖症候群の呼吸・循環動態

おける赤1)はありません。バイタルサインの測定に並行して行う情報収集において、傷病者に数日前から食思不振があったこと、内服を自己判断で中止したこと、前日から多飲・多尿があったことがわかります。著しい脱水を認めること、呼気にアセトン臭がないこと、呼吸様式に異常がないことから、高浸透圧高血糖症候群を疑います。

Step 4において、血糖測定の適応があると判断します。血糖測定プロトコルに従って血糖測定を行います。血糖値は700mg/dLを超えており、高血糖(高浸透圧高血糖症候群)による意識障害と判断できます。内因性ロード&ゴーを宣言するかどうかは意識障害の程度や病態によって異なります。この例では、内因性ロード&ゴーを宣言しなくてもかまいません。

リザーバー付き酸素マスクによる酸素投与を行います。傷病者が楽な姿勢で搬送を開始しますが、体位管理が必要な場合は、病態に応じて判断します(51頁図16)。例えば、呼吸管理を優先する場合は起坐位あるいはファウラー位で、循環血液量減少性ショック対する処置を優先する場合はショック体位で、気道確保が必要と判断した場合は仰臥位で管理します。高浸透圧高血糖症候群は高張性脱水となることが多いので、ショックバイタル(顔面蒼白、四肢冷感、発汗)はありません(図59)。この例は、湿性ラ音なし、ショックバイタルなしなので、代替フォレスター分類I群のショックに分類されます(49頁図15、50頁表31)。症候に応じて輸液プロトコルを適応します(28頁図4)。

❶高浸透圧高血糖症候群の症状

高浸透圧高血糖症候群とケトアシドーシスの特徴を表98に示します。傷病者は、高血糖による浸透圧利尿のために脱水(高張性脱水)となります(図59)。血圧が低下して頻脈となります。ツルゴールは著しく低下します。高張性脱水はショックバイタル(四肢冷感、顔面蒼白、発汗)を生じないため、この傷病者の場合も四肢は乾燥しており、ショックバイタルはありません。傷病者は口渇を訴えます。傷病者の口唇と舌は著しく乾燥して、多飲・頻尿となります。

❷痙攣

高浸透圧高血糖症候群傷病者では、傷病者にはしばしば痙攣が起こります。痙攣で救急要請を受けることもあります。痙攣傷病者に対して、血糖測定を考慮すべき症候(症状)・病態があることに注意してください。

❸シックデイ

糖尿病傷病者が風邪やインフルエンザなどの全身疾患に罹患すると、血糖値が悪化します。これをシックデイといいます。シックデイでは高血糖となる場合が多いのですが、低血糖を生じることもあります。食思不振で糖尿病治療を自己判断で中止した場合であっても、「高血糖」「低血糖」のどちらも可能性があることに注意してください。この傷病者のように、JCS II桁以上の意識障害を認める場合は、血糖測定をすれば低血糖なのか、高血糖なのかはすぐにわかります。しかし、傷病者の意識障害がJCS I桁以下の場合は血糖測定ができません。この場合は、傷病者の症状や身体所見、情報収集の結果が参考になります。

❹高浸透圧高血糖症候群の脱水

脱水の模式図を図59に示します。高浸透圧高血糖症候群では水欠乏性脱水(高張性脱水)を生じます。その他、水分の経口摂取不足、大量の嘔吐、発汗、尿崩症、浸透圧利尿薬投与なども高張性脱水の原因となります。高張性脱水傷病者には強い口渇があります。高ナトリウム血症による易刺激性から、興奮、錯乱、痙攣を生じやすくなります。細胞内液および間質液が血管内へ移行するため、粘膜および表皮は著しく乾燥して皮膚ツルゴール(緊張感)は低下しますが、細胞内液量は比較的保たれており、ショックバイタル(顔面蒼白、四肢冷感、発汗)はありません。

8．シナリオ㉕　低血糖発作　（2頁表1／5.代謝性疾患　5-1.糖尿病　5-1-3.低血糖発作）

　現場に到着する前に（現場活動を開始する前に）、出場指令（表101）に基づいて、ハイリスク傷病者の判断（24頁表11）を行います。ハイリスク傷病者と判断した場合は、内因性ロード＆ゴーの適応を考慮して現場活動に臨みます。この例では、ハイリスク傷病者と判断します。

　ハイリスク傷病者ではないと判断した場合であっても、ハイリスク症候（症状）（25頁表12）と判断した場合は、急変の可能性や内因性ロード＆ゴーの適応を考慮して現場活動に臨みます。ここでは、頭痛、めまい・ふらつき、しびれ・麻痺、悪心・嘔吐に関するハイリスク症候（症状）を示します。この例のように、具体的な症候（症状）を欠く場合はハイリスク症候（症状）かどうか判断できないこともあります。救急隊長あるいは救急救命士は、現場活動の方針を決定して、携行資器材の準備・指示を行ってください。

表101　シナリオ㉕の出場指令の例

```
覚知；    5分前
傷病者；  65歳　男性
主訴；    気分不良、意識障害
通報者；  息子
現場；    傷病者自宅
```

通信指令員からの情報（ハイリスク傷病者の判断）

呼吸の確認
通信指令員　「呼吸は楽にしていますか？」「普段通りの呼吸ですか？」
息子　　　　「息はしていますがはーはーと粗いです」

循環の確認
通信指令員　「冷や汗をかいていますか？」
息子　　　　「はい、たくさん汗をかいています」

顔色の確認
通信指令員　「顔色は悪いですか？」
息子　　　　「悪いです」

意識の確認
通信指令員　「普通に話ができますか？」
息子　　　　「呼びかけると目を開けますが、すぐに目を閉じます」

主な訴え・症候・症状	ハイリスク症候（症状）	推定される疾患・病態
頭痛	「突然の」「激しい後頭部痛」「嘔吐」	くも膜下出血
めまい・ふらつき	「突然の」「強い頭痛」「嘔吐」	脳幹・小脳出血
しびれ・麻痺	「一側の」「意識障害・頭痛・構音障害を伴う」	脳梗塞、脳出血、くも膜下出血
悪心・嘔吐	「突然の経験したことのない激しい頭痛」	くも膜下出血

インストラクター/主催者

- 傷病者は、1時間前から気分が悪いと言っていた。
- 傷病者は、居間で新聞を読んだり、テレビを見たりしていたので、息子はあまり心配していなかった。
- 傷病者が、居間でぐったりしているのを息子が発見して救急要請した。
- 傷病者は、高血圧と糖尿病の既往があり、内服処方を受けている。インスリンは処方されていない。
- 傷病者が処方されている降圧薬、経口血糖降下薬の種類と使用量は不明。
- 傷病者は血糖測定を自分でしているが、家族はしたことがない。
- 傷病者は、普段、普通に食事しており、食事療法は特にしていない。
- 情報収集の結果、息子から、以前にも同じようなことがあって救急搬送されたが、すぐによくなって帰ってきたことが聞き出せる。

8-1．シナリオ㉕のバイタルサイン

シナリオ㉕の身体所見とバイタルサインの例を表102に示します。傷病者には、JCS Ⅱ桁（JCS 20、GCS 12）の意識障害を認めます。傷病者にJCS Ⅱ桁以上の意識障害を認める場合は、初期評価において必ずD（神経症状）の異常＝脳ヘルニア徴候（26頁表14）の有無を確認してください。この例では、瞳孔所見は正常です。傷病者には右顔面神経麻痺および右上下肢の不全片麻痺、構音障害を認めることから、CPSSは3徴候が陽性です（38頁表23）。KPSSは5点であり、t-PA治療の適応です（39頁表24）。一方、傷病者にはショックバイタル（顔面蒼白、四肢冷感、発汗）を認めます。初期評価においてC（循環）の異常と判断した場合は、初期評価における内因性ロード＆ゴーを宣言します（26頁表13）。

初期評価において内因性ロード＆ゴーを宣言した場合は、原則として、それ以降のアルゴリズムをいったん中断して医療機関への搬送を開始します。Step 6へ移行してファーストコールを行い、車内収容して搬送を開始してください（9頁図1、11頁図2、14頁図3）。輸液プロトコル（28頁図4）やブドウ糖投与プロトコル（28頁図5）の適応がある場合は、併せて指示要請を

表102　シナリオ㉕の身体所見とバイタルサインの例

		現着時①	現着時②（任意）
意識レベル（JCS）		大声で呼びかけると開眼する 自分の名前、日付を答えられない 簡単な指示動作に従う JCS 20 GCS 12（E:3, V:3, M6）	
呼吸数	10秒/1分	3〜4/18〜24	
	付加所見	浅く速い	
脈拍数	10秒/1分	16〜20/96〜120	
	付加所見	橈骨；微弱	
呼吸音		正常	
血圧（mmHg）		80〜90/50〜60	
SpO$_2$（%）		95〜97	
心電図	主波形	洞調律	
	所見	ST変化なし	
瞳孔	径（mm）	3：3	
	対光反射	正常	
	付加所見	共同偏視；なし 瞳孔不同；なし	
その他の観察所見		気分不良；あり（家族から） ショックバイタル （顔面蒼白、四肢冷感、発汗過多） リフィリングタイム；3〜5秒 頸静脈怒張；なし 下腿浮腫；なし 右口角下垂 右上下肢不全片麻痺 構音障害	
実施項目		・内因性ロード＆ゴーの宣言 ・ショックの判断 ・脳卒中の判断 ・発症時間の確認 ・t-PA治療の判断 ・酸素投与 ・体位管理（ショック体位） ・静脈路確保の判断	

行います。この例では、ショックバイタル(顔面蒼白、四肢冷感、発汗)あり、湿性ラ音なしのショックを認めます。代替フォレスター分類上はⅢ型(ショックバイタルあり、湿性ラ音なし)に分類できます(49頁図15・表30)。フォレスター分類Ⅲ型における治療の第一選択は輸液であり、適切な体位管理はショック体位です(50頁表31)。

　Step2(初期評価)において内因性ロード&ゴーを宣言した場合は、車内で改めてStep3(バイタルサインの測定)を行います。Step 2(初期評価)において内因性ロード&ゴーを宣言しなかった場合でも、著明な低血圧(収縮期血圧＜90mmHg)からバイタルサインの緊急度分類における内因性ロード&ゴーの適応と判断します(26頁表15)。バイタルサインの測定に並行して行う情報収集において、傷病者は血糖および血圧のコントロールがうまくいっていないこと、以前にも同じようなことがあったがすぐによくなったことがわかります。低血糖発作に脳卒中もどき(右片麻痺)が生じたことを疑うきっかけになります。

　Step4において、バイタルサイン、情報収集の結果、CPSSを総合的に考慮して、血糖測定の適応があると判断します。血糖測定プロトコルに従って血糖測定を行います。血糖値は50mg/dL未満であり、低血糖発作による意識障害の可能性が高いと判断できます。

　傷病者にはショックバイタルがあることから、リザーバー付き酸素マスクで大量酸素投与を行います。傷病者に体位管理が必要であると判断した場合は、基本的にショック体位で管理します(51頁図16)。輸液プロトコルの適応です(図4)。ブドウ糖投与プロトコルの適応です(図5)。シナリオに応じて、適切なタイミングで内因性ロード&ゴーを宣言してください。

❶低血糖発作と脳卒中もどき

　意識障害傷病者に、片麻痺や構音障害、痙攣などの局所神経症状を認める場合であっても、その20%は頭蓋内病変のない二次性脳病変です。二次性脳病変であるにもかかわらず、脳卒中症状を認めることを「脳卒中もどき(Stroke mimic)」といいます。低血糖発作でも、「脳卒中もどき」を認める場合があります。低血糖発作に伴う片麻痺はほとんどの場合右側で、48時間以内に消失するトッド麻痺です。救急現場ではトッド麻痺かどうかはわからないので、血糖測定ができない場合、あるいは意識障害が軽度(JCS＜10)の場合は、脳卒中傷病者として対処する必要があります。

❷低血糖発作の循環動態

　低血糖発作では、しばしば前駆症状として頭痛や気分不良、悪心・嘔吐、腹痛などの自律神経症状が起こります。血糖値がそれ以上低下するのを防ぐために、交感神経が緊張して典型的には著明なショックバイタルを生じます(図61・64)。二次性脳病変に脳卒中もどきが合併すると、普通、脳卒中との判別は困難になります。それでも、一次性脳病変と二次性脳病変の比較(122頁表75)、あるいは一次性脳病変と二次性脳病変のバイタルサインの特徴(123頁表76)から、総合的に判断する努力を継続して行ってください。この際、PEMEC標準プロトコルのStep4(判断)をいつ行うかが重要になります。図61に、一次性脳病変と糖尿病性意識障害を判別するために利用できる観察所見の特徴を示します。一次性脳病変と二次性脳病変では、多くの場合、行うべき処置や搬送医療機関、診療科が異なります。既に内因性ロード&ゴーを宣言した場合であっても、Step4(判断)を行うタイミングをうまく見つけて、総合的に判断する時間をつくってください。

❸ HAAF(Hypoglycemia-Associated Autonomic Failure)

　HAAFは、低血糖発作続発性自律神経障害、あるいは無自覚性低血糖と呼ばれています。低血糖発作を繰り返す糖尿病傷病者では、低血糖でも交感神経優位にならないことがあります。これ

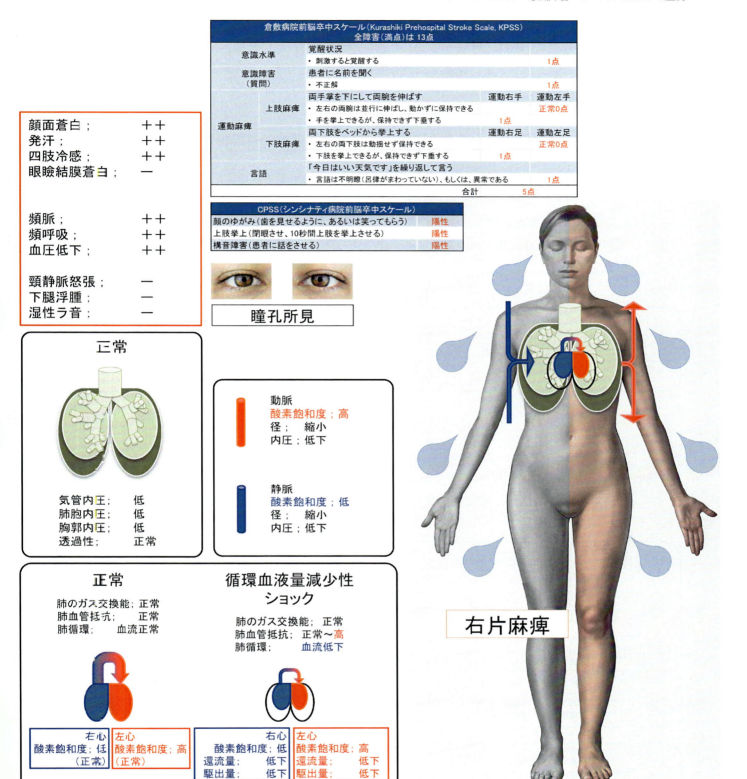

図61　シナリオ㉕　低血糖発作の呼吸・循環動態

をHAAFといいます。アドレナリン分泌障害による交感神経障害が原因です。前駆症状としての自律神経症状(頭痛、悪心・嘔吐、腹痛)や自覚症状がないため、傷病者は対処できないまま著しい低血糖となります。急激な意識障害を生じることが多く、中枢神経予後が極めて悪いのが特徴です。

9．一次性脳病変と二次性脳病変、糖尿病性意識障害の特徴

図62に、一次性脳病変と二次性脳病変の判別に利用できる身体所見の特徴を示します。図63に、ケトアシドーシスと高浸透圧高血糖症候群の判別に利用できる、身体所見の特徴を示します。図64に、高血糖と低血糖の判別に利用できる、身体所見の特徴を示します。意識障害では、脳卒中あるいは糖尿病において生じる身体所見の特徴をそれぞれ理解しておくと、現場で役に立ちます。

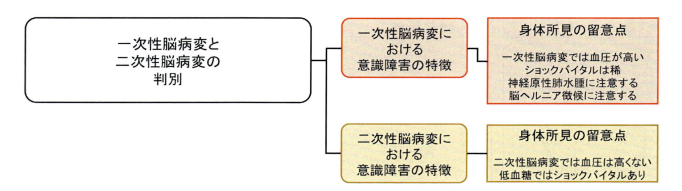

図62　一次性脳病変と二次性脳病変の判別　身体所見の特徴

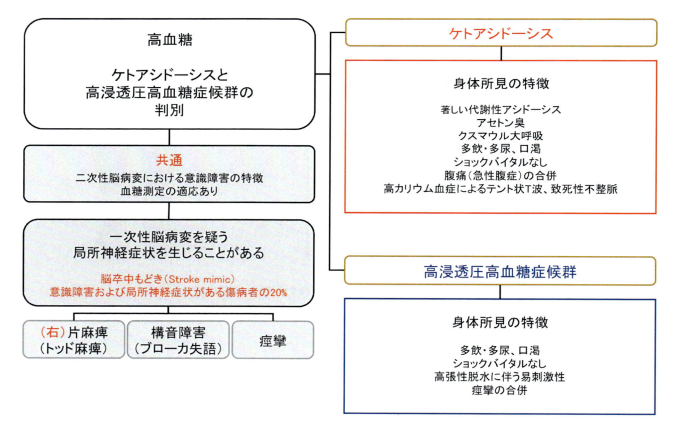

図63　ケトアシドーシスと高浸透圧高血糖症候群の判別　身体所見の特徴

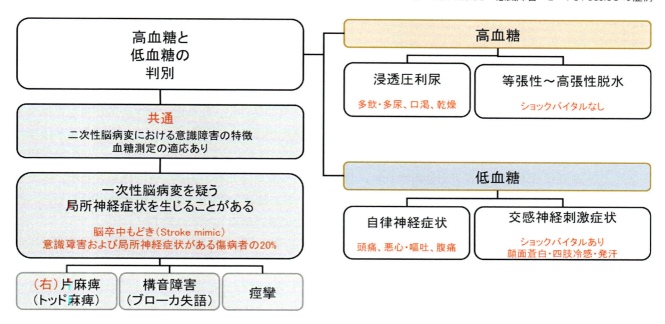

図64　高血糖と低血糖の判別　身体所見の特徴

column・3　酸素投与は脳卒中傷病者の生命予後を改善するか？

　脳卒中傷病者に対して酸素投与を行うと、虚血・梗塞に陥っている脳組織への酸素供給量が増加しますので、意識障害や片麻痺を含む中枢神経障害の改善が期待できます。その結果、脳卒中傷病者の生命予後も改善するはずです。脳卒中傷病者に対する酸素投与は、どう考えても正しい処置に感じます。しかし、どうやらそうではないらしいのです。

　1999年、「Should Stroke Victims Routinely Receive Supplemental Oxygen?（脳卒中傷病者に対してルーチンに酸素投与を行うべきか？）」と題する論文が「Stroke(ストローク)」という著名な医学雑誌に掲載されました(図65)。この研究では、脳卒中傷病者を経鼻酸素投与(3L/min)を行う酸素投与群と、酸素投与をしない群(非酸素投与)との2群に分け、1年生存率を比較しています。

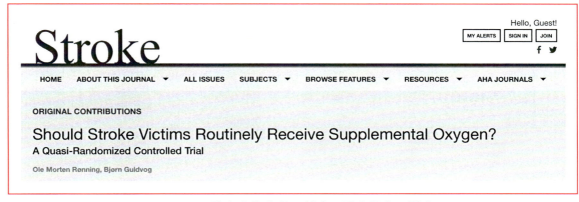

図65　脳卒中傷病者に対する酸素投与の論文

　研究の結果、1年生存率は2群間で有意差はありませんでした。脳卒中傷病者に酸素投与を行っても、生命予後は改善しないのです。それどころか、脳卒中スコアで中等症以下に分類された傷病者の1年生存率は、非酸素投与群と比較して、酸素投与群で有意に低くなりました。つまり、

中等症以下の脳卒中傷病者に対して酸素投与を行うと、酸素を投与しない場合と比較して死亡する可能性がむしろ高まるのです。一方、脳卒中スコアで重症に分類された脳卒中傷病者の1年生存率は、2群間で有意差はありませんでした。

中等症以下の脳卒中傷病者に酸素投与を行うと、どうして死亡リスクが高くなってしまうのでしょうか？　虚血によってキサンチンオキシダーゼが活性化されると、活性酸素が産生されやすくなります。一方、虚血細胞のミトコンドリア機能が障害されるとエネルギー産生機能が損なわれるため、酸素が利用できなくなります。この状況で酸素投与を行うと、虚血部位に供給された酸素はミトコンドリアで使用されずに活性酸素に変化するため、細胞障害を増悪させると考えられています (表 103)。このように、虚血状態にある臓器・組織に対して酸素を供給すると、むしろ細胞障害が増悪する現象を虚血再灌流障害 (再灌流障害) といいます。

一方、重症脳卒中ではしばしば呼吸障害を合併します。その結果生じる低酸素血症を改善するためには酸素投与が必要となります。また、再灌流障害は酸素供給量が増加して初めて起こる現象なので、血管が完全閉塞するなど重篤な虚血ではむしろ起こりにくくなります。これが、重症の脳卒中傷病者では2群間の1年生存率に有意差を生じなかった理由だと考えられています (表 103)。

医師の意見はまちまちで、この知見を重要視する医師もいれば、気にしない医師もいます。最も困惑しているのは、病院前救急救命活動を担当する救急救命士および救急隊員です。医師の見解の相違が、病院前救急活動に混乱を与えているのです。こうした議論を知らない医師もいることが、混乱に拍車をかけています。

救急現場における具体的な指針を表 103 に示します。「低酸素血症」の定義は、AHA/ASA 急性虚血性脳血管ガイドラインで定められている「SpO_2 値 94%未満」が目安になります。空気呼吸で SpO_2 値が 94%以上ある脳卒中傷病者に対して、積極的に酸素投与を行う理由はありません。一方、呼吸抑制や気道閉塞、呼吸器疾患のために SpO_2 値が 94%未満となった傷病者では、気道確保や酸素投与を行って低酸素血症の改善を図ります。重症脳卒中傷病者に対する酸素投与はエビデンスが乏しいものの、呼吸抑制や誤嚥による低酸素血症のリスクが高いことを考慮すれば、原則として投与すべきでしょう。

表 103　脳卒中傷病者に対する酸素投与

中等症以下の脳卒中傷病者に対して酸素投与を行うと、死亡リスクが高まる理由	・キサンチンオキシダーゼ活性化やミトコンドリア機能障害によって活性酸素が産生されて、虚血再灌流障害（再灌流障害）を生じた
重症の脳卒中傷病者では酸素投与を行っても死亡リスクが変わらない理由	・重症脳卒中傷病者では、呼吸障害による低酸素血症を改善するために酸素投与が必要となる ・重症脳卒中傷病者では、虚血が重篤で再灌流障害を生じなかった
脳卒中傷病者に対する酸素投与の指針（案）	・低酸素血症が明らかでない軽症から中等症の脳卒中傷病者に対して、ルーチンに酸素を投与することは勧められない ・低酸素血症を呈する脳卒中急性期の傷病者には酸素投与が必要となる

こうした救急現場の混乱を解決するための最もよい方法は、地域 MC が統一した見解を示すこと、あるいはガイドラインを定めることです。救急現場でも実践可能な対策としては、脳卒中を疑う傷病者ごとに、搬送医療機関の医師に酸素投与を行うかどうか確認することが挙げられます。しかし、この場合、医療機関によって、あるいは医師によって指示が異なってしまう可能性がありますので、混乱は解消されません。やはり、地域 MC がなんらかの指針を示しておくべきでしょう。医師は、こうした議論があることを考慮したうえで、救急救命士および救急隊員に適切な指示を与えて頂けるようお願いします。

9 POT Basic ネームカード

- 医師および指導救急救命士は、POT Basic を受講したことがあるかどうかにかかわらず、既に POT Basic インストラクターおよびプロバイダー資格を有しています。医師および指導救急救命士が受講者に POT Basic 認定を与える場合は、医師および指導救急救命士のネームカードはインストラクターカードを使用してください。
- POT Basic インストラクターは、POT Basic を主催・開催して、受講者に POT Basic プロバイダー認定、あるいはインストラクター認定を与えることができます。認定を与える場合は、受講者のネームカード裏面にインストラクターが署名をしてください。
- 救急救命士は、POT Basic 1〜3 を受講して認定を受ければ、プロバイダー資格が得られます。
- 原則として、POT Basic プロバイダーは POT Basic を主催・開催することはできますが、受講者に POT Basic プロバイダー認定、あるいはインストラクター認定を与えることはできません。
- POT Basic プロバイダーは、POT Basic を複数回主催・開催してインストラクターから認定を受ければ、インストラクター資格が得られます。
- ネームカードはコピーして使用してもかまいません。

Paramedic Orbital Training
BASIC
プロバイダー
Provider

氏名

☐指導救急救命士 ☐救急救命士 ☐医師

POT BASICプロバイダー資格があることを認定します。

認定者氏名

☐指導救急救命士 ☐救急救命士 ☐医師

- 医師および指導救急救命士は、インストラクターおよびプロバイダー資格をすでに有しています。医師および指導救急救命士が受講者にPOT BASIC認定を与える場合は、インストラクターカードを使用して下さい。
- 救急救命士は、POT BASIC 1〜3を受講して認定を受ければ、プロバイダー資格を得られます。

Paramedic Orbital Training
BASIC
インストラクター
Instructor

氏名

☐指導救急救命士 ☐救急救命士 ☐医師

POT BASICインストラクター資格があることを認定します。

認定者氏名

☐指導救急救命士 ☐救急救命士 ☐医師

- 医師および指導救急救命士は、インストラクターおよびプロバイダー資格をすでに有しています。医師および指導救急救命士が受講者にPOT BASIC認定を与える場合は、インストラクターカードを使用して下さい。
- 救急救命士は、POT BASIC 1〜3を受講して認定を受ければ、プロバイダー資格を得られます。

Paramedic Orbital Training
BASIC
受講者
Student

氏名

☐指導救急救命士 ☐救急救命士 ☐医師

POT BASICを受講したことを認定します。

認定者氏名

POT ☐Basic 1 ☐Basic 2 ☐Basic 3

- 医師および指導救急救命士は、インストラクターおよびプロバイダー資格をすでに有しています。医師および指導救急救命士が受講者にPOT BASIC認定を与える場合は、インストラクターカードを使用して下さい。
- 救急救命士は、POT BASIC 1〜3を受講して認定を受ければ、プロバイダー資格を得られます。

Paramedic Orbital Training
BASIC
受講者
Student

氏名

☐指導救急救命士 ☐救急救命士 ☐医師

POT BASICを受講したことを認定します。

認定者氏名

POT ☐Basic 1 ☐Basic 2 ☐Basic 3

- 医師および指導救急救命士は、インストラクターおよびプロバイダー資格をすでに有しています。医師および指導救急救命士が受講者にPOT BASIC認定を与える場合は、インストラクターカードを使用して下さい。
- 救急救命士は、POT BASIC 1〜3を受講して認定を受ければ、プロバイダー資格を得られます。

POT Basic ガイドブック	
	ISBN978-4-907095-41-3 C3047

平成 29 年 12 月 1 日　第 1 版発行
令和元年 7 月 1 日　第 1 版第 2 刷

著　者	尾　方　純　一
発行者	山　本　美　惠　子
印刷所	三　報　社　印　刷 株式会社
発行所	株式会社 ぱーそん書房

〒 101-0062　東京都千代田区神田駿河台 2-4-4 (5 F)
電話 (03) 5283-7009 (代表) /Fax (03) 5283-7010

Printed in Japan　　　　　　　　　　　　　　Ⓒ OGATA Junichi, 2017

- 本書の複製権・翻訳権・上映権・譲渡権・公衆送信権（送信可能化権を含む）は株式会社ぱーそん書房が保有します．
- [JCOPY] ＜出版者著作権管理機構　委託出版物＞
本書の無断複製は著作権法上での例外を除き禁じられています．複製される場合には，その都度事前に出版者著作権管理機構（電話 03-5244-5088, FAX 03-5244-5089, e-mail：info@jcopy.or.jp）の許諾を得て下さい．